いくつになっても脳は伸びる!

「認知症」は脳を鍛えてくいとめる!

加藤俊徳

PHP

はじめに

九十歳でも「脳を二十五年若く保つ挑戦」をする

皆さんには、ぜひ「九十歳でも脳を二十五年若く保つ」という夢をかなえる挑戦をしていただきたいと思います。九十歳になったとき、あなたの脳が六十五歳ほどの若さでイキイキしているという挑戦です。

この挑戦を、五十歳から開始すれば、四十年かかります。実年齢が四十歳増えても脳は十五年しか、歳《とし》をとらないわけです。夢のような話ですが、老化のスピードに負けない脳の成長力を維持することで、この夢がかなう可能性が見えてきます。

『高齢社会白書（平成23年版）』では、六十五歳以上は57万人増の2958万人で総人口の約23％と過去最高になったという報告があります。日本人口の1／4弱の人たちの脳の健康が、大問題です。高齢になれば認知症の危機にさらされるという不安と現実を直視して立ち向かう必要があります。

さらに、六十五歳以上の約10％に当たる300万人、すなわち人口の2％の人が認知症の危機に直面していると考えられます。

定年後、何もしなければ十年で脳はすっかり衰えるでしょう。四十歳、五十歳でも風邪《かぜ》をひいて一週間も外に出なければ足ががくがくして一時的にもたつきます。しかし、六十五歳で引退した場合、九十歳になっても六十五歳のイキイキした脳でいられたら、人生を楽しく過ごせるのではないでしょうか。

ではなぜ、六十五歳以上になると認知症が増えてくるのでしょうか。

子どものときからずっと脳は成長します。しかし、高齢になりイキイキしていない脳になるには原因があります。脳が老化することや、認知能力が低下することが原因かもしれません。

しかし、わたしは、老化よりも脳の成長力が低下するからだと考えています。脳の老化と脳の成長力の低下は同じことではありません。歳をとっても「脳に成長力がある」ということに人類は気がつかなかったのです。脳の成長力さえ下げなければ、いくつになっても認知症を予防できるはずです。

この脳の成長力を高めることで、五十歳から実年齢が四十年積み重なっても六十五歳の若さでいること、これが成長する脳の挑戦だと思います。この挑戦は誰《だれ》にでもできます。

実際に、九十歳を越えて、七十歳前後の脳の若さを保っている人が多くいます。この挑戦を実現するためには、日常生活に工夫が必要です。本書では、今日から実践できる工夫について説明いたします。さらに各項目で、どのような予防行動をすることが、どういった点で認知症予防になるのか、そのつながりを医学的見地と脳科学にもとづいて明確に説明していきます。

日常生活ではとくに、一日で最も多くの時間を過ごす家庭での過ごし方が問われます。家庭での食生活や役割分担によって一人ひとりの脳の育ち方が違いますので、その一人ひとりが、今日という一日を大切にすることで、夢や目標を達成する日が近づいてきます。あなたの夢と脳の挑戦のために、本書を役立てていただければ幸いです。

加藤俊徳

「認知症」は〝脳〟を鍛えてくいとめる！

目次

第2章 認知症を予防する脳の成長力

第3章 老化力を抑える食生活とお口の健康管理

第4章 家族や人との結びつきで脳の成長力を高める

第5章 脳年齢を保つ運動年齢を下げない方法

第6章 定年効果を減らし、脳を強くする日常の予防法

第7章 挑戦してみたい自分を一歩高める方法

第8章 時間を意識して海馬(かいば)を鍛える方法

第9章 脳科学を使った日記で物忘れを予防する方法

装幀・本文デザイン／小山比奈子（ＰＨＰエディターズ・グループ）
本文イラスト／鈴木素美
校正／株式会社ワード

第1章

認知症を疑う
六つの「なくなる」予兆

六つの「なくなる」予兆を知っておく

認知症は、脳の一部が使えない状態を指します。脳の中のすべてが順調に使えていれば、何も問題は起こらないはずですが、四十代、五十代でも脳の中で変化が起こっている場合もあります。

ところが脳は、外見からはすべてを知ることができません。さらに結婚や学業、仕事で親元を離れて生活している場合、両親の脳の健康について詳細に気を配って生活できることは極めて稀《まれ》なことではないでしょうか。年に二度、盆暮れの里帰り、電話で時々話すだけでは、なかなか両親の健康状態に配慮することは困難です。わたしの両親も七十五歳になり、過去十年に比べると、いっそう両親の日常生活が気になってきました。

しかし、外見からでも気がつきやすい認知症のクセというものがあり、それを知っておくことで、早期に対応策をとることができます。

認知症では、物事を新しく記憶する能力や、場所を正確に記憶して自分で移動する能力が低下します。ただ、人によって脳の成長の仕方が違うように、脳の衰え方も一人ひとり違っています。その結果、人によって認知症を疑いはじめる状況が異なっています。すでに進行していることに気づかず旅行に出かけて、一人でバスを降りたものの集合場所に現れず、電車に乗って他の駅で保護されるという事例もしばしばあります。安全を確保するためにも、まず誰《だれ》でも簡単に気がつく、六つの「なくなる」予兆で早めの対応ができるようにしておきましょう。

認知症を疑う六つの「なくなる」予兆

1　時間が気にならなくなる
2　話がかみ合わなくなる
3　時間がたったら記憶がなくなる
4　物事が一回では済まなくなる
5　いつもしていたことをしなくなる
6　以前より気持ちが抑えられなくなる

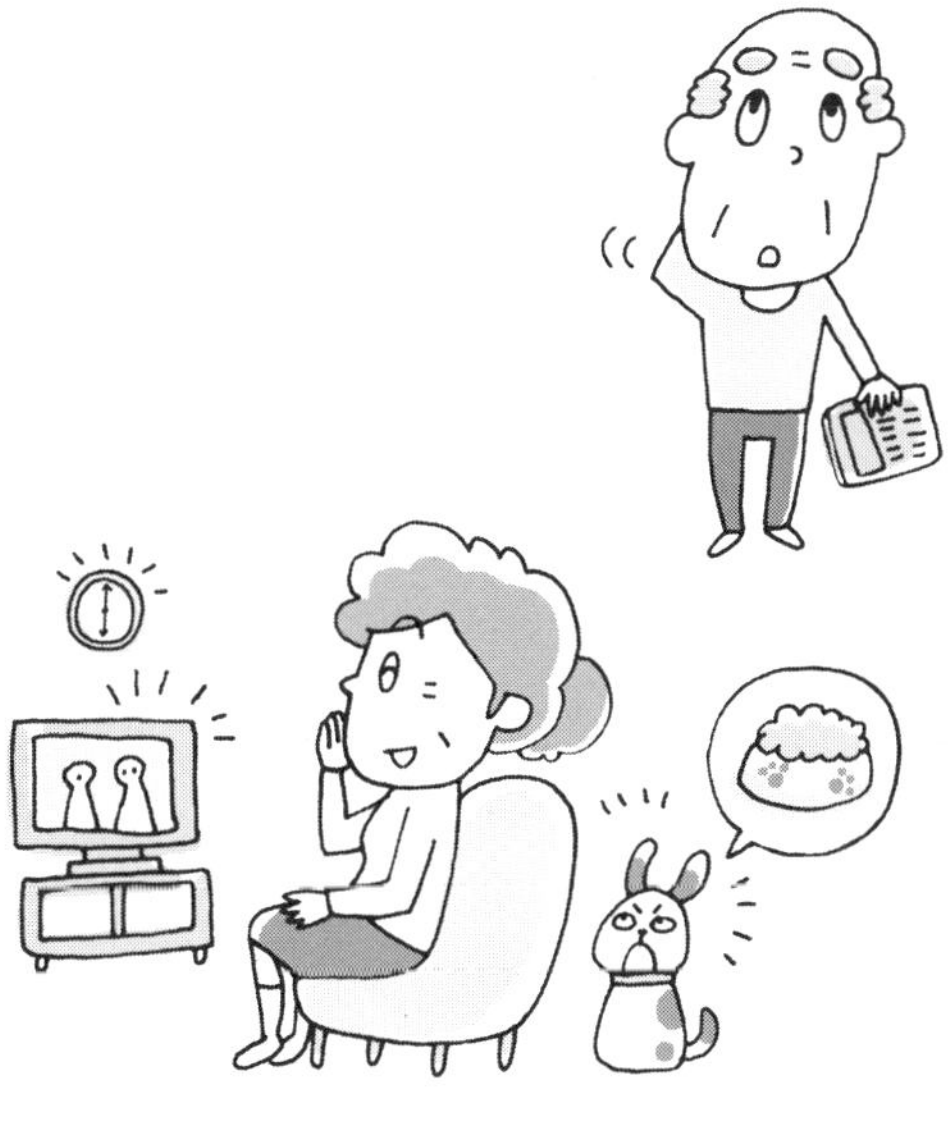

1 時間が気にならなくなる

「時間が気にならなくなる」のは記憶力が低下している予兆です。本人が、行動すべき時間を覚えていられないのです。時間を気にする能力と記憶力には密接な関係があります。

・テレビ番組や出かける時間を間違える
・待ち合わせ時間がずれる
・時間を守らなくなる
・約束そのものを忘れている

などのことが多々でてきたら、注意しましょう。

記憶力の低下を見分ける簡単な方法があります。

「○時○分の時計を書いてみて」と、時計を書く課題をやってみることです。このときの時計は、アナログの壁かけ時計のイメージです（左図）。

アルツハイマー病の患者さんや脳卒中の患者さんも時計の描画がうまくできず、数字が抜けたり、針が間違っていたり、症状が重くなると丸も思い出せなくなります。

認知症でなくても時間にずぼらな人、先の予定を決めたがらない人、時間にいつも幅をもたせすぎの人は、記憶力に要注意です。

時間を意識して生活する、時間をうまく使える能力のある人はボケにくいのです。

農業や漁業に従事している人の多くが頭も体も元気なのは、朝、昼、夜を区別した生活が身につき、天候を見ながら柔軟に対処するなど収穫までの時間を意識して生活しているからです。

絶えず時間の流れを意識し、何を優先して物事を処理すればよいかという順序を考えながら、一日を過ごすようにしましょう。

●時計を書く●

正しい時計

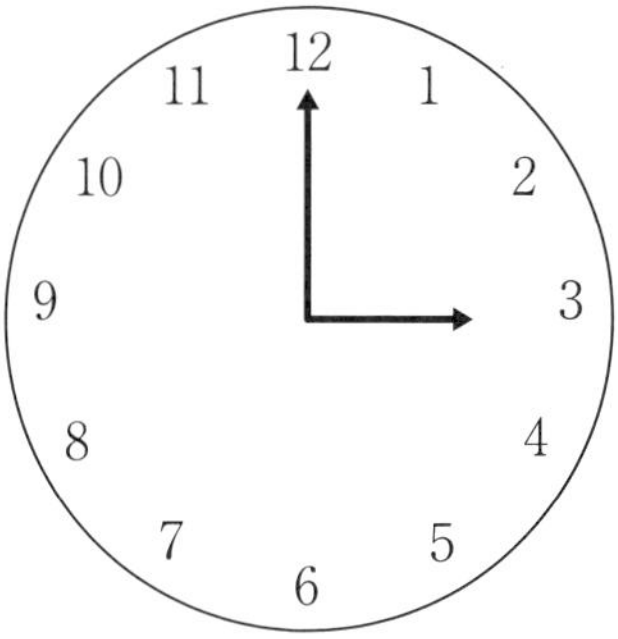

不完全な時計

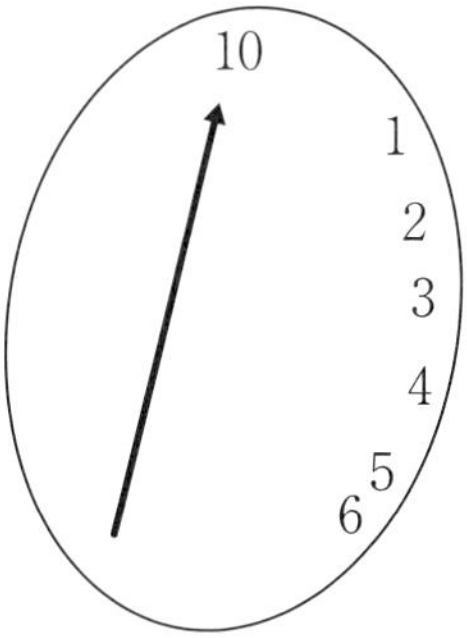

・数字が全く書けない場合もある。
・数字が円の近くでなく、真ん中に書かれている。
・数字が１から20だったり、12にあわなかったりする。
・時計の針が３本以上、あるいは１本だったり、なかったりする。

2 話がかみ合わなくなる

認知症の代表的な病気としてアルツハイマー病がありますが、わたしはかつて米国で、「アルツハイマー病患者の記憶力」についてメイヨークリニックのノップマン教授と研究をしました。その結果、その場の会話はできるのに後になって話がかみ合わない現象と脳の関係がわかりました。

脳の中の大脳はまったく萎縮《いしゅく》していないのに、大脳と一緒に働くことで記憶する役割を果たす部位である「海馬《かいば》」が萎縮を始めている状態でした。患者は、時間がたち、もう一度さっき決めたことを話しても「ポカン」と何事もなかったかのように会話をします。その理由は、会話をしている最中に大脳と海馬が一緒に働かないためです。

このような記憶力の低下は、一緒に住んでいても気がつかない場合があります。たとえば、さっき話したばかりの「近所の八百屋さんで安売りを明日までやっている」という話をすっかり忘れて、「最近、野菜が高いわね。あそこの八百屋さん、安売りかしら?」と、再び言いだしてしまいます。このようなかみ合わない会話は、ある程度、時間をかけて話し込んでみないと実感できません。

「最近、物忘れが多くなった」と気がつくようになると、親や自分は認知症ではないかと疑いだしてしまいます。しかし、自転車の鍵《かぎ》を忘れたり、大事な書類をなくすような物忘れよりも、話の食い違いが頻繁に起こることのほうが、重要な認知症の予兆なのです。

多くの人が物忘れを体験しますが、認知症による記憶力の低下との区別はつきにくいのが実情です。

たとえば、なべ蓋《ぶた》を見て「なべ蓋」という言葉が出てきません。「われ鍋《なべ》にとじ蓋」の意味を聞いても、似たもの同士の「相思相愛」という言葉が出にくくなります。

ただし認知症の診断が難しいのは、最初から相思相愛もわれ鍋にとじ蓋も聞いたことがなくて、もともと知らなかったのか、言葉の意味を深く理解することができなくなったのかを、判断することができない点です。

やはり普段から、会話がかみ合うかどうかを気にしてみることが大事です。お互い知っているはずの話題を出してもポカンとすることが多くなったら要注意です。

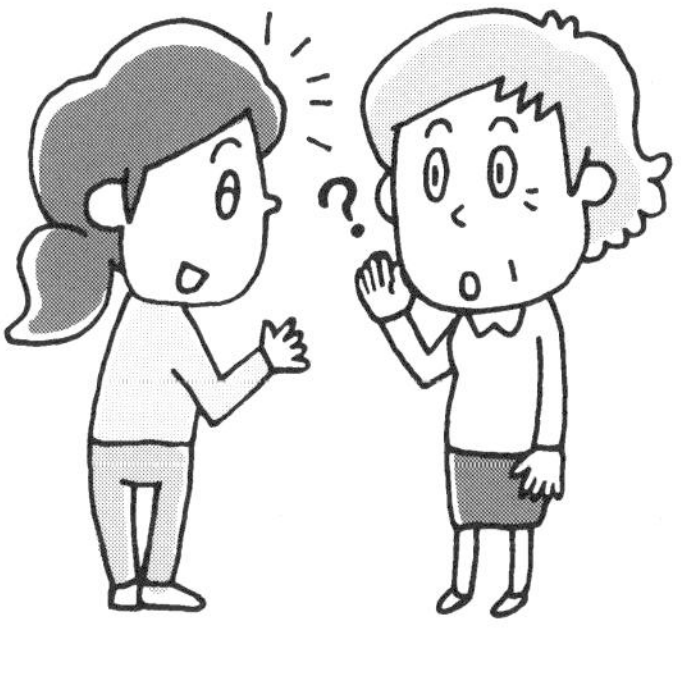

3 時間がたったら記憶がなくなる

物忘れは、日常のちょっとしたことが思い出せなかったり、やるべきことをすっかり忘れていたりする、記憶にかかわる問題です。年配の方ならば、少なからず経験していることではないでしょうか。

この「物忘れ」を脳から考えてみると、①生理的な物忘れ、②病的な物忘れ（認知症）、③脳発達の長所・短所による物忘れ、の三つに分けて考えることができます。

たとえば、買い物に出かけます。家から出て、門を曲がって１５０ｍほどにあるスーパーに到着すると、たまたま大安売りをしていて、あれも買いたい、これも買いたいといって大安売りの品々を見てまわり、買い物かごにつめてレジまで来ます。そこで、はたと最初買う予定だった目的のものを思い出す、ということがあると思いますが、これは、誰にでもある脳の働き方によって引き起こされる、①生理的な物忘れです。

人は何かを行なっている最中に違う興味のあることが出てくると、それまでのことを表面では忘れやすくできているのです。

ところが、家に帰ってからも買う目的だったものを思い出せずそのままにすることがしばしばあるなら、②病的な物忘れの可能性があります。病的な物忘れは、脳の病気によって引き起こされる物忘れで、記憶に関係する脳のどこかに問題が起こっている場合です。

買い物に出かけたのに、なぜ出かけてきたのかを、どこへ行くつもりだったのかを途中で忘れて、スーパーまでたどり着けない場合は、一度病院で検査をしてみましょう。

三分以内に思い出せるならいいのですが、数分後には忘れてしまうことが頻発してきたり、銀行はATMではなく窓口に行くようになる、自転車の鍵が出てこない、携帯の置き場所を忘れる（位置、場所記憶）、前日か前々日に着ていた洋服が思い出せないなどといったことが頻繁に増えてきたら、病的な物忘れとして要注意です。

脳の成長は人によって異なることが知られていますが、元来、見たほうが記憶できたり地獄耳のように聞いたことは忘れないタイプの人がいます。逆に、見ても人の顔は覚えられなかったり、聞いてもいつのまにか頭に残らず消えてしまうことが多い人は、その部分でもともと脳の成長が十分ではありません。このような、③脳発達の差による物忘れもあり、晩年、やはり不得意なところが衰えやすくなります。このケースは加齢に伴って起こるのではなく、以前から、若い頃《ころ》からの場合があります。ただし加齢とともに、物忘れが増えてくる、それも時間が三分もたたないうちに起こるのは危険といえるでしょう。

4 物事が一回では済まなくなる

認知症の前段階では記憶力の低下が起こっても、すぐに記憶力が低下したと自覚したり、他の人から指摘されることは多くありません。むしろ、気がつかない間に、自然に記憶できていたことが、いつのまにか無意識には記憶できないということが起こってきます。このように、記憶が無意識にできていないことが起こると、昨日のこともおぼろげになり、家族や友だちと話していても、同じことを繰り返して話したり、質問したりして、何事も一回では済まなくなります。つまり、余計な行動が増えてきます。

次のような質問を受けたことがあります。

「以前から〝物忘れ〟はありましたが、五十歳を過ぎてひどくなってきたように感じます。忙しい接客の仕事に脳がついていけるか心配しています。最近では、職場のトイレの前に荷物を置いて、すっかり忘れて二日後に出勤して、人に言われてから気がついた次第です。脳をどのように育てたら、改善されるのでしょうか」

この方はまだ五十歳過ぎですので、まだまだ物忘れが多くなる年齢ではありません。覚えても時間がたつと忘れてしまうのは、人ならば誰でも起こる記憶の法則ですが、忙しいと、脳の働きがおいついていかないことが起こってきます。

複数の用事が短期間に起こると、脳の中の「海馬」の働きがついていけず、おぼえがうまくできなくなるのです。物忘れを防止して、忙しい日常のために脳が忙しくなってもじょうずに働くことが大切です。

認知症の場合、古い話はよく覚えていますので、昔話をしている間は問題なく過ごせます。しかし、前の晩の記憶や二、三日前の記憶があやふやです。たとえば昨日、娘婿《むすめむこ》が来て泊まっていったのに、忘れて「最近、お婿さんは来ないね。どうしたのかしら?」と言いだします。「やだ、お母さん。朝、『また来ます』と言って一緒に挨拶《あいさつ》したでしょう」と言っても、その後またしばらくして娘婿から電話がくると、「最近、音沙汰《おとさた》ないけどうしてるの?」と始まります。物の名前が出なかったり、多忙にしていてうっかり自転車の鍵を置き忘れたりしているのはまだいいほうなのです。頼んだこともすっかり忘れている、さっき話したことがまた今話題になる、このようなことも要注意です。

また、「ウサギ」を「ギサウ」など逆さ言葉を言うことも苦手になってきますので、三〜四文字の逆さ言葉が言えるかも判断の目安になります。何度もやるとうまく言えるようになるものですが、なかなかうまくならない場合も要注意です。

5 いつもしていたことをしなくなる

物忘れがひどくなるだけが認知症の症状ではありません。それまで長年、好きで習慣になっていたことが一つ抜け、二つ抜けしていきます。

たとえば、テレビ番組の『水戸黄門』と『大相撲《おおずもう》』だけは欠かさず見ていたのに最近はどちらも見なくなった、それまで仏壇や神棚に水やお神酒《みき》をあげていたのにしなくなったなど、いつもしていたことをしなくなっていきます。

また、毎朝、必ず自分で新聞をポストに取りにいって一時間以上も老眼鏡をかけて新聞とにらめっこしていたのに、新聞を見せてもたまにしか読まなくなるなど、日常の関心事が薄れてきます。その結果、家族へ話しかけることも減るだけでなく、会話のネタがなくなり、それがさらに認知力の低下に拍車をかけることになります。

こうして、いつもしていたことをしなくなり、日々の活動性が低下してくると、足腰が弱くなり、次第に行動範囲がせばまっていくので要注意です。

出かけなくなることは、認知症が悪化していく悪循環のもとになります。出かける回数が少なくなると、土地勘が薄れ、出かけた先の場所がわからなくなる→出かけたくなくなる→それまでの日常習慣や趣味が薄らいでいくことになります。

・買い物に行って、支払うお金を間違える
・お釣りの計算ができない
・レジで、お釣りを間違える
・階段で転びやすくなる
・目測をあやまる（目安の感覚が鈍る）
・料理の献立をじっくり考えて買い物、準備をしなくなる
・計画を立てて外出しなくなる

このようなことも、すんなりできていたのにできなくなってくる場合も要注意です。頻繁に現れたら、医師に一度相談してみると安心です。

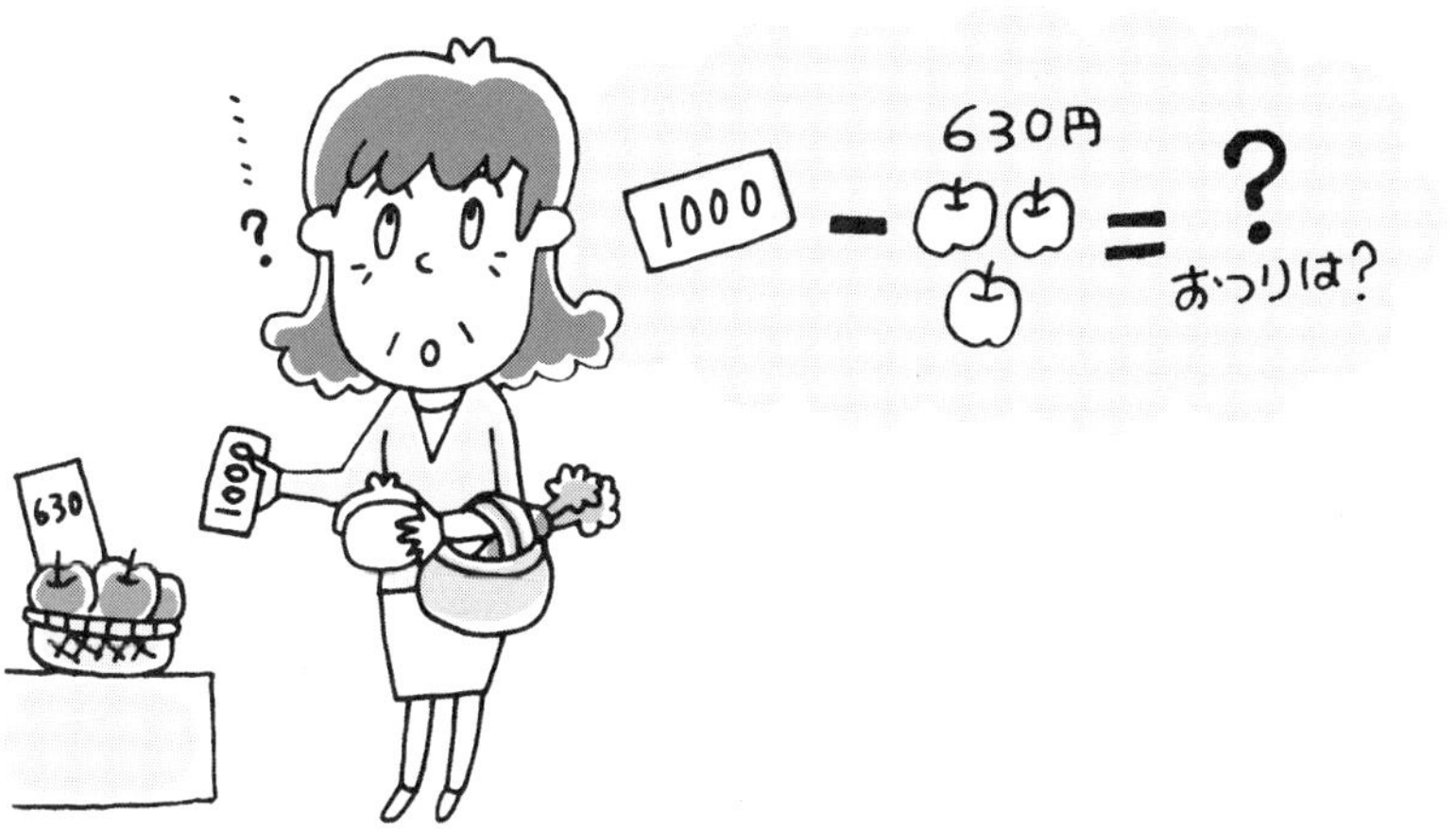

6 以前より気持ちが抑えられなくなる

認知症では、精神症状、行動障害というものが出やすくなります。以前よりも、不安が強くなったり、気分の変動が激しく、時には怒ったり、夜の不眠時間が長くなり、家族に対して不愉快な言動が出てきたりします。このような場合、真《ま》に受けていると家族関係がうまくいかなくなることもしばしばです。

時には、見えるはずもないものが見えたと訴えはじめたり、聞こえていない音が聞こえたと言って行動しはじめる妄想、せん妄の症状が出る場合があります。このような症状はとりわけ印象的なので、同居していれば家族はびっくりして気がつきます。しかし、一人暮らしの親の場合は、いつのまにか妄想、せん妄を発するようになっていて、正月を一緒に過ごして初めて気がつくこともあります。

人間の脳はわからないことを一生懸命に考えはじめると、脳に血液が増加して興奮しやすくなります。とくに、アルツハイマー病による認知症では、感情の中枢《ちゅうすう》の扁桃体《へんとうたい》に隣接する嗅内皮質《きゅうないひしつ》に、最初に病変が起こるとされています。少し働きが低下した脳の部位では脳の血流が上がりやすくなりますので、一度に多くのことをやらされるような状況や、急に予定が変わってがっかりさせられるようなことがあると、パニックになったり、激しく怒るといったことが出てきます。

ところが、少し動揺したり怒ることは誰でも経験することですので、当初はこのような感情の起伏が正常を逸脱していることに気がつかないことが多いのです。

つまり、認知症の予兆期間では、感情の変動や起伏が激しくなります。

どんなに優秀でエリートコースを歩んできた方でも、自分の能力の高さが永遠ではないことを悟らないといけませんが、自尊心が邪魔して、能力の低下をちょっと指摘されただけで気分を害することもしばしば起こります。

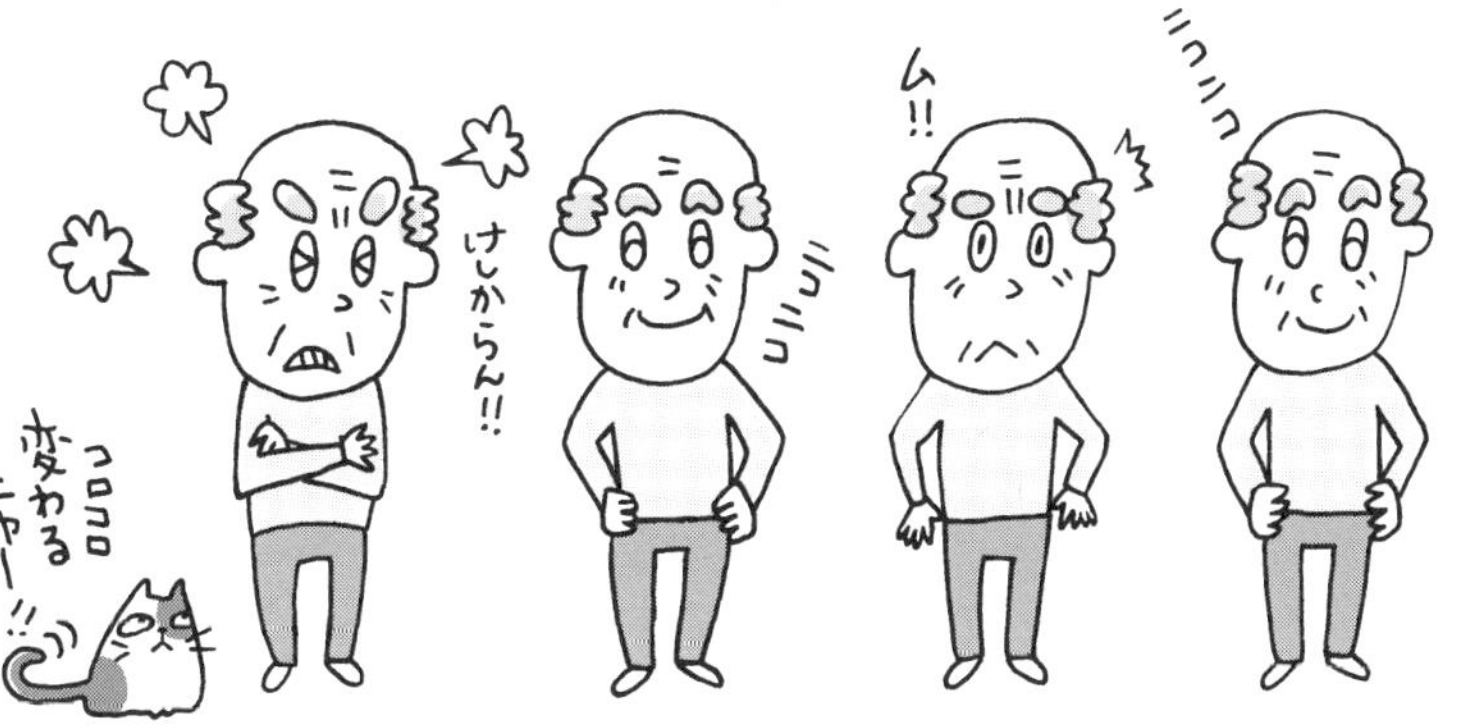
ニコニコ
ム!!
ニコニコ
けしからん!!
コロコロ変わるニャー!!

本人の感情変化のために、余計に会話がうまくいかなくなります。認知症患者が徐々に孤立を深める原因の一つにもなります。こうした、本人の感情の不安定さが人を遠ざけ、二次的に症状を強くすることもあります。

・本人の意にそわないとすぐに怒りだす
・会話をしている最中に気分が変わることが多くなる
・普段から無表情が多くなる
・楽しみが少なくなる
・家にこもることが多くなる

このような予兆は、本人の感情変化と強く結びついています。

学習歴が長いと認知症の予防効果があるという報告もあるので、生涯、学習をしながら、柔軟な感情を持続できるように工夫することが大事だということです。

第2章

認知症を予防する脳の成長力

六十歳の脳のまま八十歳になる

「若返り」「アンチエイジング」という言葉をよく耳にします。しかし、自分の実年齢を若くすることはできません。今より若くする方法があるとすれば、今日から実行して、いつ若くなるのでしょうか。明日でしょうか？　それとも一年後でしょうか？

よくよく考えてみれば、そんなに手軽に若返る方法は見当たりません。しかし、三年後、五年後、十年後、さらには二十年、三十年後ならチャンスは大いにあると思います。

たとえば、六十歳のときにできたことを、八十歳のときにできれば、これは二十年間歳《とし》をとらなかったことになるのではないでしょうか？　七十歳のときの能力をそのまま百歳になっても発揮できるならば、三十年分のアンチエイジングに成功したと考えることができるのではないでしょうか。

左図は、脳の認知力の衰えが早い人と遅い人を比較したものです。

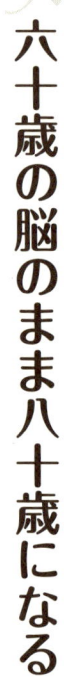

脳の認知力の衰えが早い人は、五十歳を過ぎると脳の成長力が弱くなり、老化力が強くなるタイプです。脳の成長力が弱いために、脳が老化する勢いが強くなり、脳の成長力と老化力の交差年齢が五十五歳頃に起こります。脳の成長力が強い二十代、三十代の状態を維

持し、脳の成長力と老化力の交差年齢を遅くすることが、認知症予防には必要です。

七十歳を過ぎても脳の成長力が持続している人は老化力が弱く、脳の認知力の衰えが遅くなります。脳の成長力と老化力の交差年齢が七十五歳頃に起こることで、交差年齢が五十五歳の人よりも二十歳も脳を若く保つことができるのです。

つまり、成長力を高める生活を心がけ、老化力を弱めて、老化と成長の交差年齢をできるだけ遅らせることが大切です。

●脳の認知力の衰え●

脳の認知力の衰えが早い人

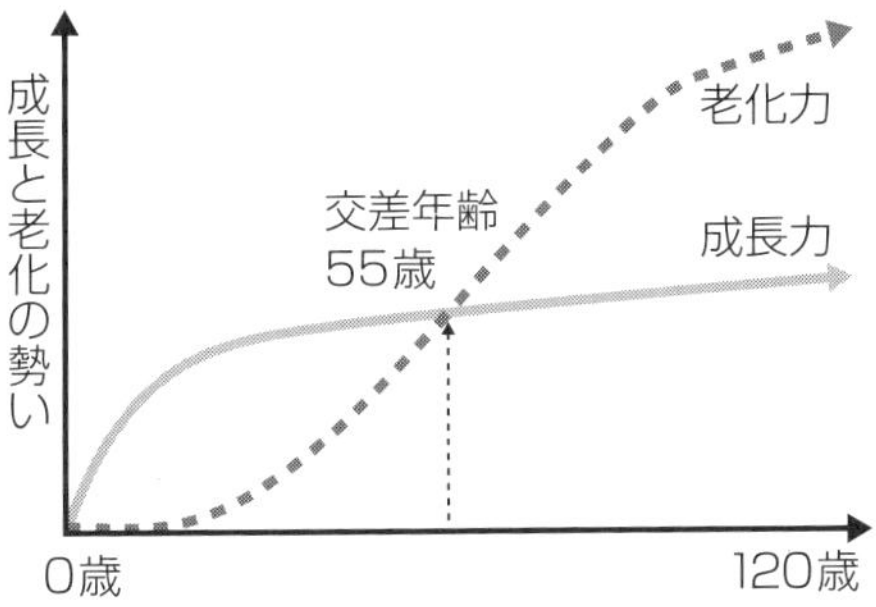

脳の認知力の衰えが遅い人

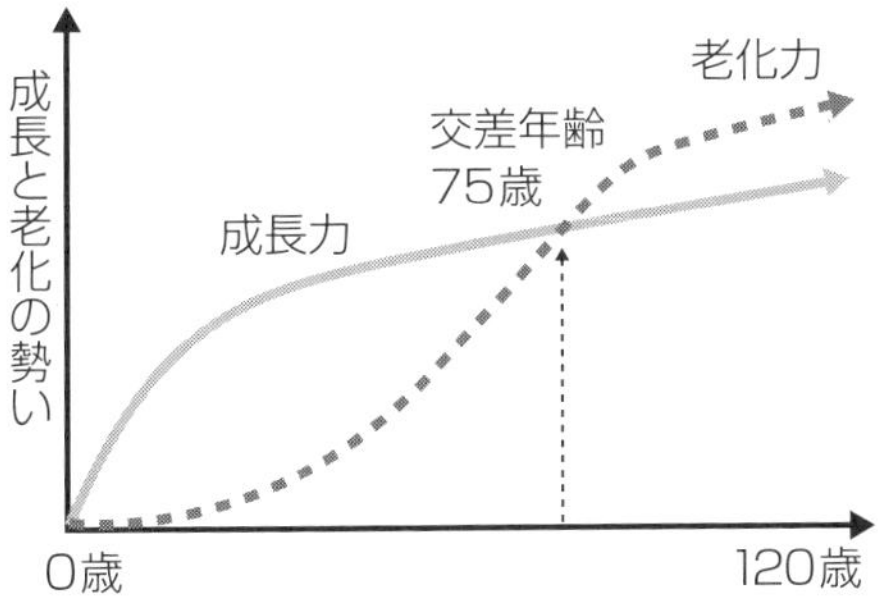

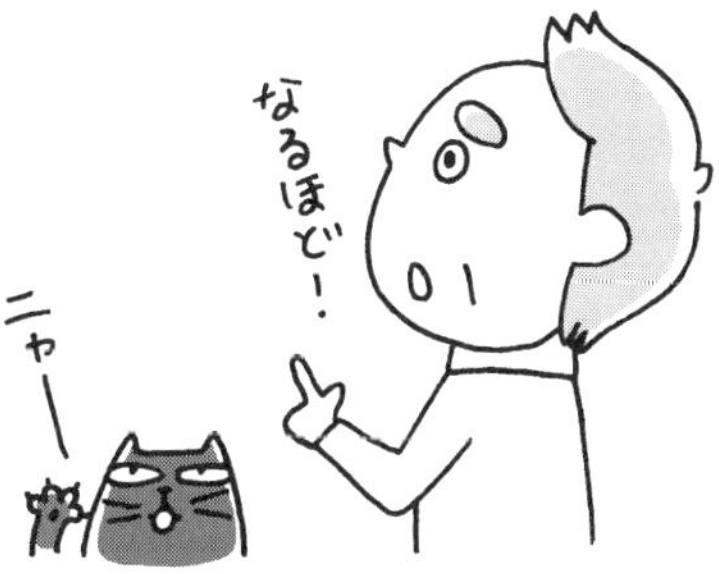

脳は八十歳になっても成長力があると自覚する

「脳細胞は成人を迎えると、それ以上増えることはなく減る一方である」。これが長い間の常識でした。しかし、わたしがこれまで見てきたMRI《エムアールアイ》（磁気共鳴画像法）による脳画像からの研究成果によって、脳は二十歳を過ぎても決して成長を止めず、一生、成長を続けることがわかってきました。

脳内には、ほとんど活用されていない未熟な脳細胞（潜在能力細胞）があります。脳細胞はある年齢に達すれば確かに減っていき、老化もしますが、その一方で一生かけても活用しきれないほど膨大な潜在能力細胞があります。どんな天才でも、あるいは八十年、百年もの長い年月を生きても、この潜在能力細胞は使いきれないくらいあるのです。日常生活や社会活動を通じて自分の脳や働き、能力を築き、生涯、自分の潜在能力細胞を目覚めさせつづける――、そのことが自分の脳を若く保つ最良の方法なのです。胎児からもっている潜在能力細胞が、わたしたちの挑戦に応《こた》えて脳をイキイキさせるのです。

脳は、人生経験を積み重ねることで、生まれたもった脳細胞の遺伝子を超えて成長していくのです。脳には番地があり、脳番地ごとに、経験が積み重なり、成長していきます。

仮に脳の中に活動していない脳番地があったとしても、それ以外の脳番地を活発に使い、育てつづけることで、一人ひとりの顔が違うように、脳の働きが個性的に生涯、育ちます。

●脳番地って何？●

同じような働きをする脳細胞の集まりと、その脳細胞を支えている関連部位の総称のこと。下の８つの脳番地系のなかでさらに細かく分かれています。

脳が成長とともに形と機能が変化することをMRIで確認し、鑑定を繰り返すなかで、一般の方にもわかるように「脳番地」と名付けました。

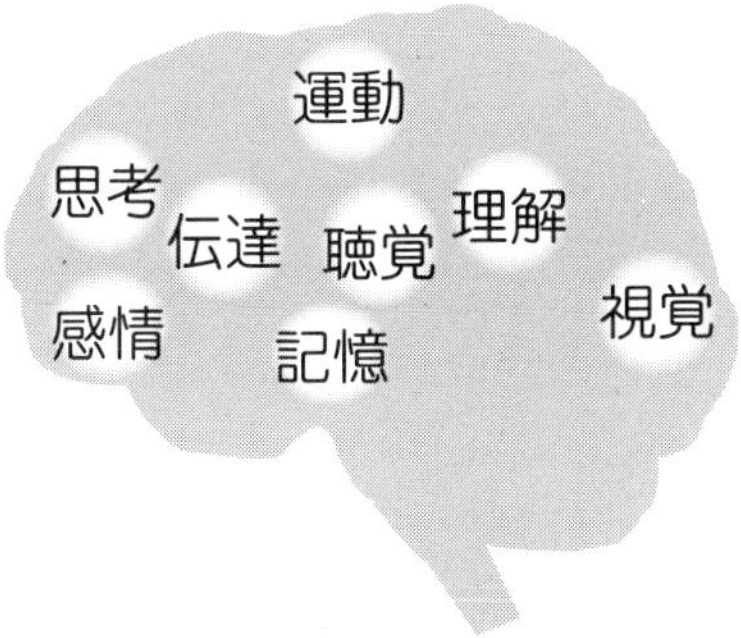

思考系脳番地…思考や判断に関係する脳番地
感情系脳番地…感性や社会性に関係する脳番地
伝達系脳番地…話したり伝えることに関係する脳番地
運動系脳番地…体を動かすことに関係する脳番地
聴覚系脳番地…耳で聞くことに関係する脳番地
視覚系脳番地…目で見ることに関係する脳番地
理解系脳番地…物事や言葉を理解するのに関係する脳番地
記憶系脳番地…覚えたり思い出すことに関係する脳番地

脳には人生体験が現れると心得る

脳は、その人が見聞きしたり、活動して経験した内容に応じて形を変えながら成長していきます。日々の経験や生活習慣が、確実に脳の形態と機能に影響し、時間をかけて脳を形成していく事実は、高齢者でも確認されています。すなわち、日々の過ごし方と脳の状態は決して無関係でなく、互いに影響しあっていると考えられます。

わたしは「脳番地」という言葉を使い（前ページ参照）、MRI検査で人の脳を見るときに、どこの脳番地がよく使われているかも確認します。その人の性格や思考の仕方、生活習慣、職業等によって、使われる脳番地は異なってきます。

MRIを用いたわたしの脳相診断では、脳番地を見ることによって、その人がどんな人なのか、これまでどんな人生を歩んできたのか、これからどんな可能性をもっているのかが、はっきりとわかります。「脳はその本人の人生体験とまったく一致している」。これが、わたしが三十五年間にわたって挑戦してきた脳探求の道から掴《つか》んだ一つの事実なのです。脳が人生体験とともに変わるとなれば、人生に対する姿勢が変わってきます。受験勉強が終わる二十歳前後では、脳のつくり込みはまだ三分の一ほどしか終わっておらず、それ以降の人生体験、社会勉強のなかで、一人ひとりが自分の脳をいかにつくり込んでいくかを考えることが大事なのです。それに気づいた今から、脳をつくり込んでいきましょう。

人生の履歴書と未来図があなたの脳に描かれています。

●MRI 脳相診断の実例（61 歳男性）

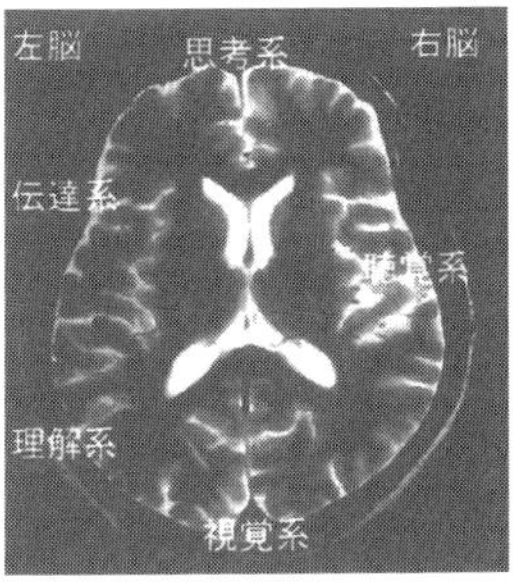

- 伝達系脳番地の脳相から、人の話をよく理解した上で、会話力、積極性を発揮するタイプとわかります。
- 思考系脳番地は、意図的によく物事を見て鑑別し、人に説明するという脳番地の使い方になっています。この脳の使い方は、長年かけてつくり上げられています。
- 感情系脳番地は、相手の心理や状態把握能力が、非常に発達しています。対人の心に配慮し、理解を示す一方で、本人は、完ぺき主義なところがあり、そのために、自身の感情を乱すことがあるようです（上記の MRI の位置にはありません）。
- 視覚系脳番地は、左右脳ともにバランスよく成長しています。長年、日常的に多くの資料に目を通して仕事をするだけでなく、視覚的に対象物を見て仕事をされてきた様子がうかがえます。視野という点では、仕事柄なのか、いろいろな観点から物事をよく分析して、全体を見る思考力と考察力が備わっているように思います。視る能力を使って、多くの情報を脳に取り込んでいる様子がわかります。
- 聴覚系脳番地は、通常レベル以上の能力をもち、人の話をよく理解し、聞く力があります。人の話もよく聞き、言葉の理解力があり、言葉の記憶力は悪くありません。
- 理解系脳番地の脳相発達から、言葉の理解力は、目と耳の両方を使いこなして非常に得意で、言語の知識も非言語の知識もまんべんなく吸収してきた様子がうかがわれます。

脳への定年効果

「定年後、脳が衰える」ということがよく言われます。このことから、脳にも定年があるように思われますが、実際には脳には定年がありません。定年は、社会がつくりだしたもので、脳の特性に合わせて定年が決められているわけではありません。社会がある程度こうした枠組みを決めてきました。いつのまにか社会の枠組みが脳の環境をとりまき、脳のもつ可能性を削《そ》いでいく、そうしたことにもわたしたちは気づかなければいけません。

日々の生活の中身は、本人の脳の成長力と密接に関係しています。

長年同じ仕事をしていれば、そのために使う脳番地も固定化され、それ以外の脳番地がまったく開発されません。定年後の悠々自適の生活は、確かにすばらしい老後の夢かもしれません。しかし、定年後の隠居生活にはキッパリ「ＮＯ」と言いたいです。会社での仕事の後半は、検印や指示出しが多くなり、実務から遠ざかることが多くなります。さらに定年後、日常の仕事がスパッとなくなることで、とくに興味対象がない場合は時間を意識した生活になりにくく、家事による段取りを考えることや労働もないと、一日一日の継続性が失われていきます。

会社を辞めて、半年はまあゆっくりしてもよいのではないかと思いますが、それ以上の脳の休息は要注意だと思います。会社に行けばそれなりに働いていた脳番地の活動が、徐々にさびついてくるからです。

人間は、社会で活動している間は、肩書きを通じて人が接してくれます。しかし、その肩書きが取れる定年後は、人を惹《ひ》きつける人間的な魅力が必要となります。若い頃から、人が関心を示すような得意分野と、人に好かれる人間性をしっかり磨いておくことが、歳をとっても社会との接点を保ち、イキイキと生きるポイントになります。

とくに、一日で最も多くの時間を過ごす家庭での過ごし方が問われています。会社の仕事で使ってきた脳番地をいかに継続して使うことが家庭生活でできるか否かが、仕事で鍛えた自分の脳番地力を継続する秘訣《ひけつ》です。

脳番地力も「継続が力なり」なのです。

そこで最低限必要なことは、定年後の時間管理です。現役時代の手帳には、納品日や会議、打ち合わせなど、スケジュールが目白押しだったと思いますが、これからは違います。自分のスケジュール管理を一、二カ月先まで計画して、必ず実行しましょう。

年齢によって挑戦する目的を変える

人の脳は、目標の有無だけでなく何の目標に向かって生きるかによって、脳の成長力が変わってきます。理想に向かって脳を使うことが、脳をイキイキさせるキーポイントです。

人生百二十年を四つに区切ってみました。

・〇　～　三十歳＝基本的な脳の成長
・三十一～　六十歳＝自己発見のための社会生活
・六十一～　九十歳＝社会で学んだことで、人の幸せになることをする役割
・九十一～百二十歳＝後世に伝える役割

もやしは枝豆、大豆へと成長するにつれ、果たせる役割が変わっていきます。もやしはそのまま利用されることが多いですが、大豆になると味噌《みそ》からしょうゆまであらゆるものに貢献できます。脳も同じように、成長具合によって果たせる役割が変わってきます。

どの年代も基本は自分の理想の追求と、他人のために貢献するという使い方です。

①〇～三十歳は、自分の脳の成長の時期

わたしは、脳の成人は三十歳と考えています。二十歳近くまで同じような教育を受けて

育てば、必然的に同じような脳になっています。そこからの十年が、本当の意味での脳の教育です。二十歳から三十歳の間の経験が個性的な脳を育ててくれます。今までは、成人すると脳は変わらないという通説がありましたが、今では成人を迎えた後の脳でもしっかりと成長することがＭＲＩで確かめられています。

②三十一～六十歳は、社会のなかで新しい自分を発見する時期

それぞれ個性的な脳をもった人と出会うことで、自分にない能力、自分が人から必要とされる能力などがわかってきます。一人ではわからなかった面をたくさん発見できる時期です。個性的な脳の形が形成されます。

③六十一～九十歳は、それまでの社会経験を生かして、人の幸せになることをする時期

成熟してきた脳を使って相手や社会の奥深くを見通し、それまでの経験を最大限に人々や社会のために生かすことができる時期です。

④九十一～百二十歳は、後世のことまで考えて行動したり、経験を伝えたりする時期

自分が人生で得た智慧《ちえ》と経験の中味を後進に伝授することで、自分の生きてきた価値がさらに高まります。人生の先達としての役目を果たす時期です。早い方は、すでに若いうちから実行しているでしょう。

一日の行ないを八つの脳番地に当てはめてみる

三五ページで、脳番地は八つの系統に分けることができると述べましたが、この八つすべてを使いきる意識をすることが、脳を広く成長させるポイントになります。そこで、普段から自分がどこの脳番地を使っているかを分析してみましょう。各脳番地の相互関係を、次のような例を通して考えてみます。

実例1 「推理小説を読んで楽しむ」場合

「本の文字、図を見る」のは、視覚系
「トリックを推理する」のは、思考系
「新しいトリックを理解する」のは、理解系
「登場人物や場面などを覚える」のは、記憶系
「スリルとヒヤヒヤを体験して面白かったと感じる」のは、感情系
「中身を友人に話す」のは、伝達（発話）系
「友人の感想を聞く」のは、聴覚系

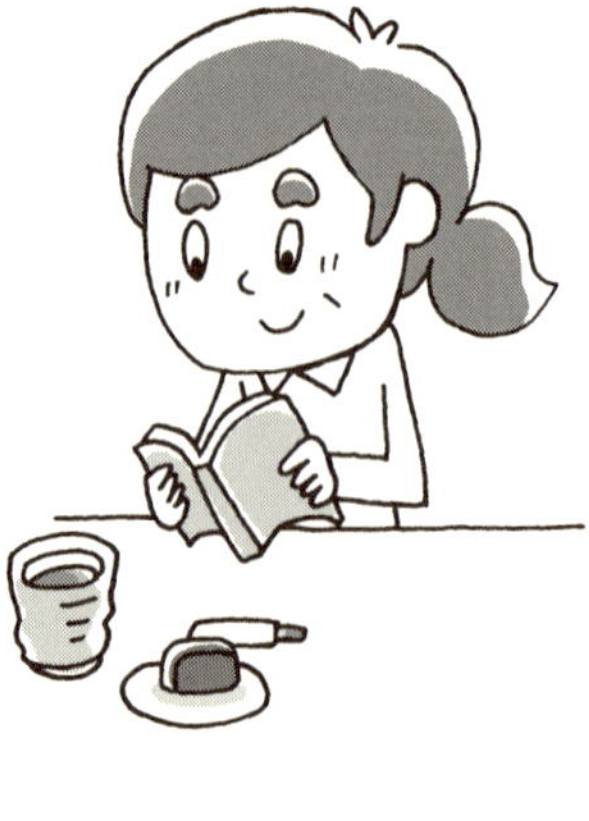

このように、どこの脳番地を使っているかわかると、今度は使っていない脳番地をどのように使おうかと、新しい脳番地トレーニングメニューが自分自身でつくれるようになります。この例では、運動系脳番地をあまり使っていないのでそこを補うために、本を読んだら買い物に行こう、部屋をそうじしよう、とさらに計画を立てることができます。

実例2　「夫が雨の中、外回りの仕事をしているので、帰る頃にお風呂《ふろ》が沸くようにセットし、夕食も早めにつくり、労をねぎらった」という場合

このときの脳番地の働きは、まず、相手の状況を先読みして理解系脳番地を使っています。そして、夫の帰宅時間を計算して準備することで思考系脳番地と運動系脳番地を使っています。さらに、労をねぎらったというのですから、ハートマークがぴかぴかの感情系脳番地をたっぷり使っているはずです。

この微笑《ほほえ》ましいご夫婦の気配りエピソードから、奥さまが普段からいろいろと脳番地を使って生活している様子がうかがいしれます。

理解系脳番地

目や耳を通じて得た情報を理解するときに働きます。

●トレーニング●
今日知ったことを、もう少し辞書や本で調べる

●トレーニング●
そうじの手順を前日と変える

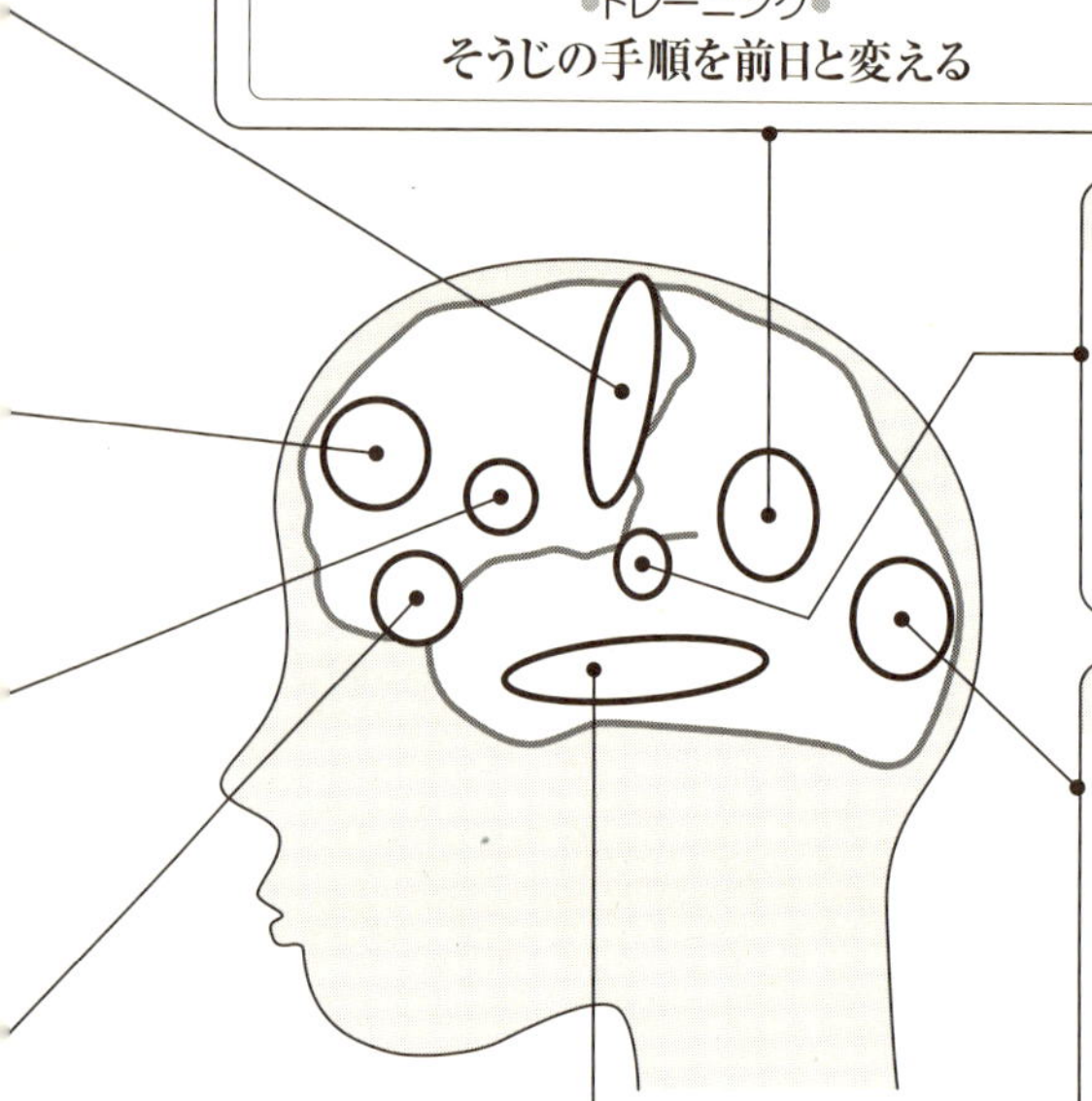

聴覚系脳番地

言葉の聞き取りや、
周囲の音を聞くときに働きます。

●トレーニング●
生徒になって、
学校や習い事の初体験をする

視覚系脳番地

文字を読んだり、画像・映像を
見るときに働きます。

●トレーニング●
朝と夕方に空を見て
今日と明日の天気を予測する

●トレーニング●
朝晩、家族と自分の顔を鏡で
じっくり見て体調を予測する

記憶系脳番地

知識や感情を記憶したり、思い出すときに働きます。

●トレーニング●
1日20分の暗記時間を設ける(レシピ、詩集等)

自分の脳をお手入れする“脳番地トレーニング”の実例

運動系脳番地

体を動かすときに働きます。

●トレーニング●
夕食のおかずは、必ず一品はつくる

●トレーニング●
いつもの散歩コースを30分歩く

思考系脳番地

思考や意欲、創造力など高度な考えをするときに働きます。

●トレーニング●
明日、自分がしたい楽しいことを1つつくる

伝達系脳番地

人とのコミュニケーションをするときに働きます。

●トレーニング●
新聞や本を読んだら
面白いところを書き留め、その日に他人に話す

●トレーニング●
気兼ねなく議論できる相手をもつ

感情系脳番地

感情に関する事柄を担当するときに働き、一生成長を続けます。

●トレーニング●
一日一感：感謝を綴《つづ》る

●トレーニング●
一日一思：思いやりを実行する

脳番地の見方・捉え方は、その人の脳番地に対する理解により傾向にかなり偏向が出ると思いますので、自分と向き合いながら脳番地を育成したいものです。要は、自分の日常生活のなかで、時々八つの脳番地を意識することを日々積み重ねていくことが目的です。たとえ、脳番地の判断が少し間違っていたとしても、学校の成績と違って落第することも非難されることもありません。ご自身の行動と日常を反省し、八つの脳番地で分析しながら実践してみましょう。一日一つの脳番地を意識的に実行すると、合計八日のサイクルで脳をまんべんなく鍛えることができます。

第3章

老化力を抑える
食生活とお口の健康管理

腹八分目かつ「美味」加減を欠かさない

歳《とし》をとると動く機会が減るので、自然と食事の量も減り、摂取するカロリーの量も減ってくるのが自然です。メタボリックシンドロームが話題となってからはすっかり定着した肥満予防ですが、美肌のためにも「日々、食べすぎない」「腹八分目」が大切です。

実際に、肥満や高血圧が引き起こす生活習慣病になると、認知症になる確率は一気に上昇します。脳と体は決して無関係ではなく、食べすぎを控え、生活習慣病にならないような節制した食生活を送ることが、結果的に、認知症になりにくい脳をつくることにつながります。

しかし、過食を控え、カロリーの摂りすぎに注意するということは栄養学的に問題ないのですが、それによってビタミンやミネラルまで減ってしまうと問題です。

ビタミンやミネラルは、カロリーと違って、高齢になっても、一般成人と同等の摂取量が必要です。腹八分目を意識するあまり、必要な栄養素まで減らしてしまっては意味がありません。実際に、アルツハイマー病の患者は、ビタミンやミネラルの摂取が不足していたという報告もあります。

体と脳を健康に保つために最低限必要な栄養素である「ビ（美）タミン」と「ミ（味）ネラル」を豊富に含む「美味」な食事を心がけましょう。

ビタミンとミネラルを不足なく補うには、野菜や豆類などを使った副菜のある食事をとることです。一回の食事に一つのメニューしかないような食事では、さまざまな栄養素を充分に摂ることができません。ごはん、汁物、主菜、副菜などの日本の伝統的なバランスのよい食事を心がけましょう。

腹八分目を心がけながら「美味」加減を考えることを日常とするのが健康の秘訣《ひけつ》です。

とくに喫煙者はビタミンが不足しますので、「美味」は必須《ひっす》と考えましょう。

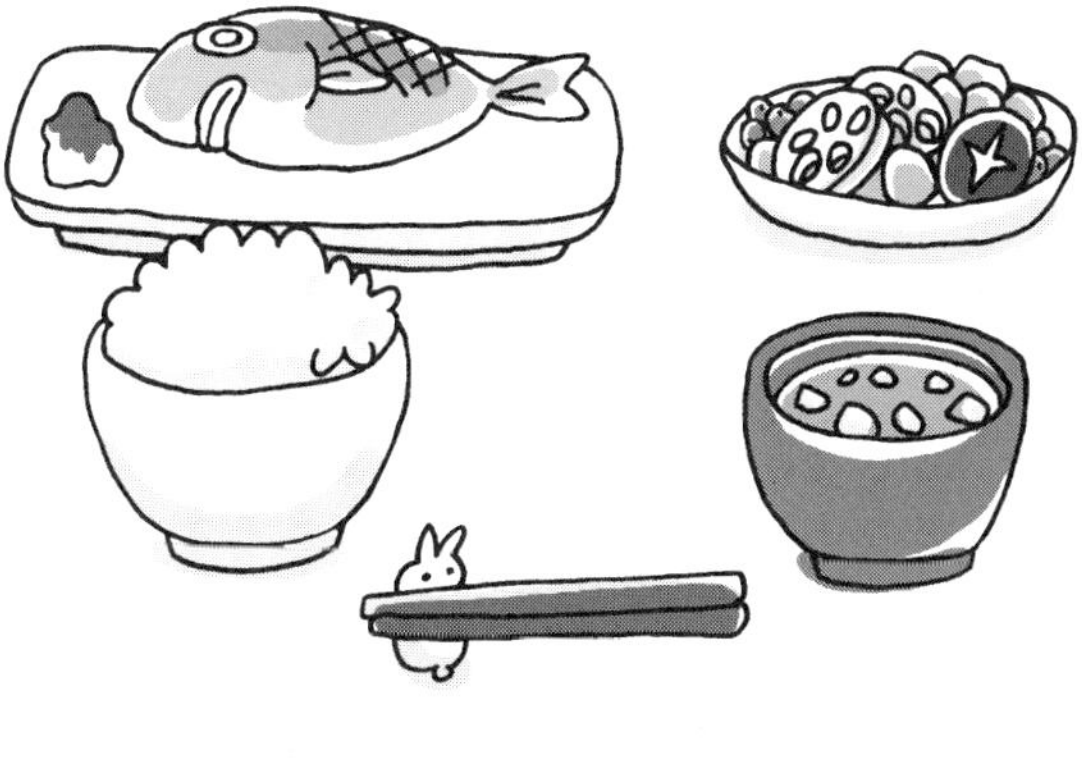

朝食をきちんと食べる

朝食抜きの生活は、力士の食生活として知られています。一食抜くことで次の食事でエネルギーを溜《た》めこもうとして、脂肪が蓄積されることを聞いたことがある人は多いでしょう。朝食を抜くことは、肥満をつくる食生活であると改めて認識して、きちんと朝食をとる食生活に戻すことが大切です。

朝起きて、外界の光や音などの刺激を受けて、就寝中よりも脳がいっそう活発に働きはじめます。そこで、脳のエネルギーを補給する必要があります。前日の夕食が夜七時とすると、すでに十二時間以上、空腹が継続していることになります。

脳にはグルコース（糖分の一つ）が必要で、朝食を抜いて昼までがんばろうとしても徐々に低血糖が進んで、気力が低下します。脳細胞は、常に最低限の糖分が必要なのです。朝食を抜いたときには、気がつかないうちにイライラしたり、なんとなくやる気が起こらない場合があるはずです。ですから、脳細胞に一定の糖分を補給するためにも、しっかり朝食をとって気力を充実させることが必要なのです。

『平成19年国民健康・栄養調査結果の概要について』（厚生労働省）では、野菜の摂取量を、朝食を食べる人と食べない人で比較すると、朝食を食べる人のほうが、基準値である一日350gを満たしている人の割合が高いことも示されています。つまり、朝食をとることが、ひいてはビタミンCなどの摂取量ともかかわっていることが推測されます。規則正しい食習慣が、肥満も抑え、必要な栄養素を摂ることに効果があると再認識し、きちんと朝食をとるようにしましょう。

朝食を抜いたり、パン一枚程度にしたりしていると、昼の十一時頃から集中力が切れて勉強や仕事に身が入らなくなります。これでは、健全な脳の使い方とはいえないでしょう。その一方で、朝、ごはんと味噌《みそ》汁をしっかりとると午前中の活動が十二時を回っても昼時を気にせずにできます。

夜十二時を過ぎて過食すると当然のごとく、朝食がおいしくありません。不眠でも同様です。朝食を強制的にとるだけでなく、朝食が必要になる体をつくりましょう。

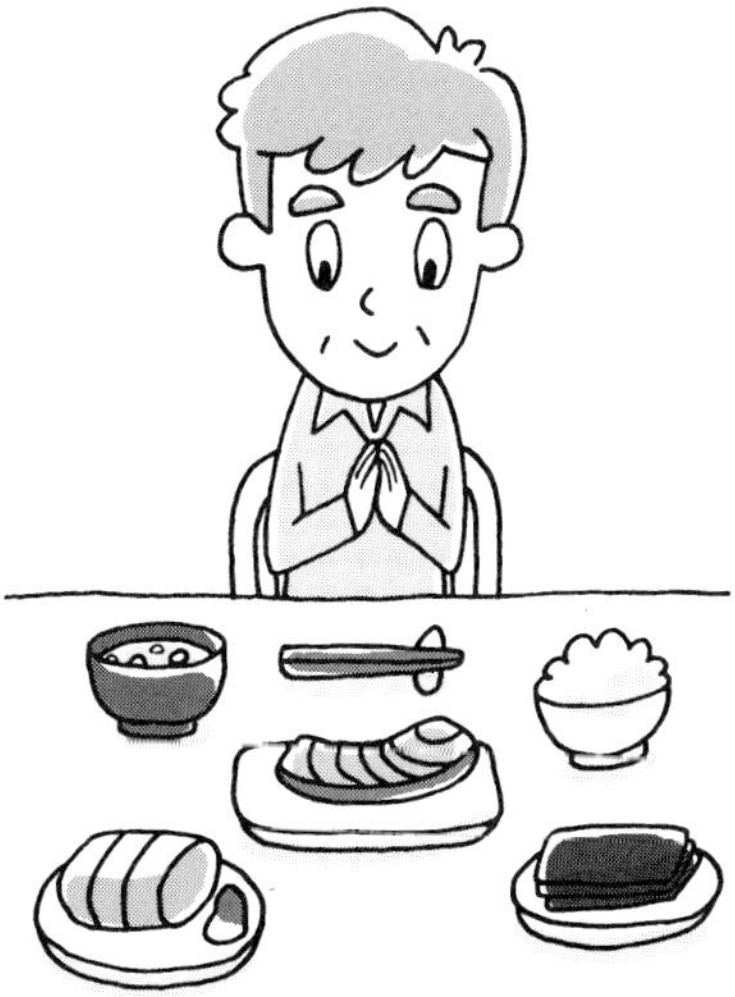

ビタミンはここをねらう！（ビタミンC編）

認知症予防には食生活の見直しが欠かせませんが、とくにビタミンに関しては、ビタミンCとEの摂取が認知症予防に効果的で、発症の危険度を20％程度軽減させることがわかっています。

ビタミンCは、水溶性ビタミンの一種で、成人では一日に１００mgの摂取が必要とされる栄養素です。不足すると出血しやすくなったり、骨がもろくなったり、免疫力が低下したりします。『平成22年国民健康・栄養調査結果の概要について』（厚生労働省）によれば、四十歳代以下の世代で１００mgを満たしていないことがわかります。予防的観点からも三十代、四十代からビタミンCを摂るように心がけましょう。

ビタミンCを多く含む食品を並べてみましょう。

・野菜……赤ピーマン、黄ピーマン、芽キャベツ、ゴーヤ、ブロッコリー
　　　カリフラワー、さやえんどう、その他葉もの
・果物……ゆず、柿、キウイフルーツ、いちご、オレンジなどの柑橘《かんきつ》類
　　　アセロラジュース、グレープフルーツジュースなど

・その他……焼きのり、味付けのり、とろろこんぶ、わかめ、あおのり、めんたいこなど

ビタミンCは一度に多く摂取しても、余分なものは数時間で体外に排出されてしまうので、三食に分けて基準量を満たすことが大切です。

生野菜はたくさんの量を食べることができないので、加熱して多くの量を食べられるように工夫しましょう。調理のポイントとしては、水溶性ビタミンであるビタミンCは、茹《ゆ》でると50～60％が破壊されることが知られていますので、蒸す、電子レンジで加熱するなどの調理法がおすすめです。

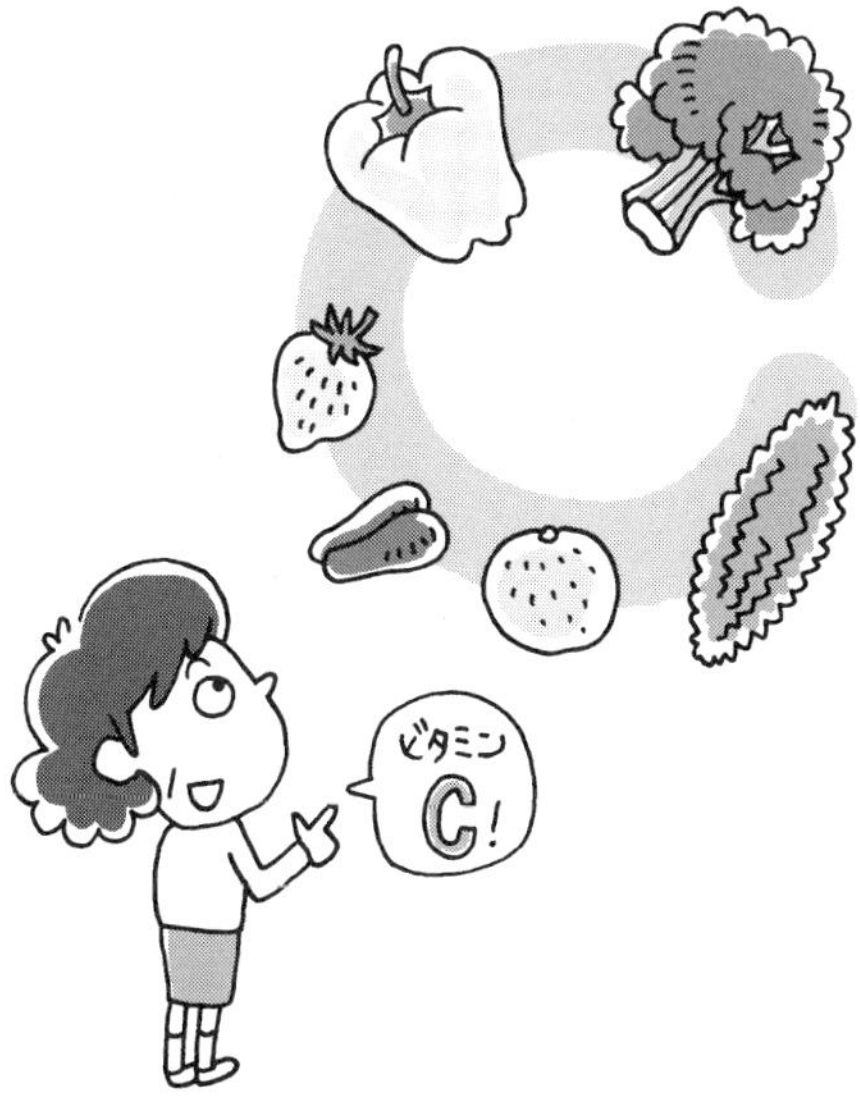

ビタミンはここをねらう!（ビタミンE編）

もう一つ老化を抑える効果があるビタミンとして、ビタミンEがあります。ビタミンEは、脂溶性ビタミンの一種です。五十〜六十九歳では、一日に男性で9㎎（上限800㎎）、女性で8㎎（上限700㎎）の摂取が目安とされる栄養素です。抗酸化作用が強く、活性酸素などによる細胞の老化を防ぎます。このため、体の老化やガンも予防すると言われています。ビタミンCと一緒に摂ることで、さらに有効に働きます。

ビタミンEを多く含む食品を並べてみましょう。

・野菜……モロヘイヤ、とうがらし、かぼちゃ、だいこんの葉など
・魚類……あゆ、いわし、うなぎ、すじこ、キャビア、いくら、たらこなど
・その他……納豆、たまご、のりなど

ビタミンEは比較的摂りやすいビタミンなので、きちんと三食とっていれば、あまり不足することはないかもしれませんが、一度自分の食生活を振り返ってみましょう。脂溶性ビタミンは体の中に蓄積されるので、過剰症が心配されるビタミンでもあります。サプリメントで手軽に摂ろうなどと思わずに、食事で摂取することを心がけてください。

お酒はたしなむ程度にする

飲酒を全くしない人に比べれば、少量から中量程度の飲酒は、認知症の発症を約40％も軽減させる報告があります。お酒は、全く飲まないよりは、たしなむ程度に飲んだほうがよさそうです。

この場合の少量から中量というのは、一日にグラス一～三杯の飲酒量です。これ以上の飲酒は、逆に生活習慣病を招くもとになるため、飲みすぎには注意が必要です。

たしなむ程度に飲酒するなら、とくに、ポリフェノールを多く含み、殺菌作用、抗酸化作用など複数の薬効も期待されている赤ワインがおすすめです。

お酒は食欲を増進させるため、飲酒量を控えても、ついつい食べる量が増えてしまう場合があります。食べる量の腹八分目を〝忘れない程度の〟飲酒を楽しみましょう。

とくに八十歳を過ぎて、朝からお酒が飲みたくなる人は要注意です。アルコール自体よりも、飲酒の習慣によって、運動不足や栄養の偏り、知的活動の低下を全体的に招きやすくなることのほうが問題です。アルコールとの付き合いは細く長く、いつでも制限できる程度にうまくやっていきましょう。

青魚を食べる

認知症と食生活に関する研究はいくつか報告があり、そのなかでも不飽和脂肪酸との関連が指摘されています。不飽和脂肪酸は、主にさんま、いわし、さば、かつおなどの青魚に含まれている栄養素です。認知症患者は、魚の摂取量が少なく、この不飽和脂肪酸が不足しているというのです。そこで、認知症の予防には、この不飽和脂肪酸を摂取することが重要です。

豊富な魚介類を使う地中海料理でも知られる南フランスで行なわれた研究では、週に一回以上、青魚を食べる人では、約40％も認知症の発症率を軽減することが示されています。わたしは、漁村に育ったためか、週一回どころか毎日主食のように魚を食べている人たちを見てきました。そんな人たちは五十代から七十代、八十代になっても肌がイキイキしている気がします。そして、認知症が少ない印象があります。

中高年では肉類を好む人も多いでしょうが、カロリー摂取を控えるという意味でも、腹八分目を意識するという意味でも、やはり肉類より魚類のほうが、日本人の体に合った食べ物だということができるでしょう。

研究によっては、軽度の認知症を発症してからの改善にも、不飽和脂肪酸が有効であるという報告もあります。魚介が豊富な日本だからこそ、魚をたくさんとって、認知症を予防したいものです。

また、魚の骨や軟骨、目玉の部分も、体の柔軟性と関節を若く保つために必要です。体を酷使したり、運動した翌々日まで痛みや疲労を残さないためにも、グルコサミンやコンドロイチンを多く含む食事をとりましょう。体の柔軟性、とくに背骨の関節の寿命を長く保つことは、いくつになっても活動的に動ける土台づくりに必要です。

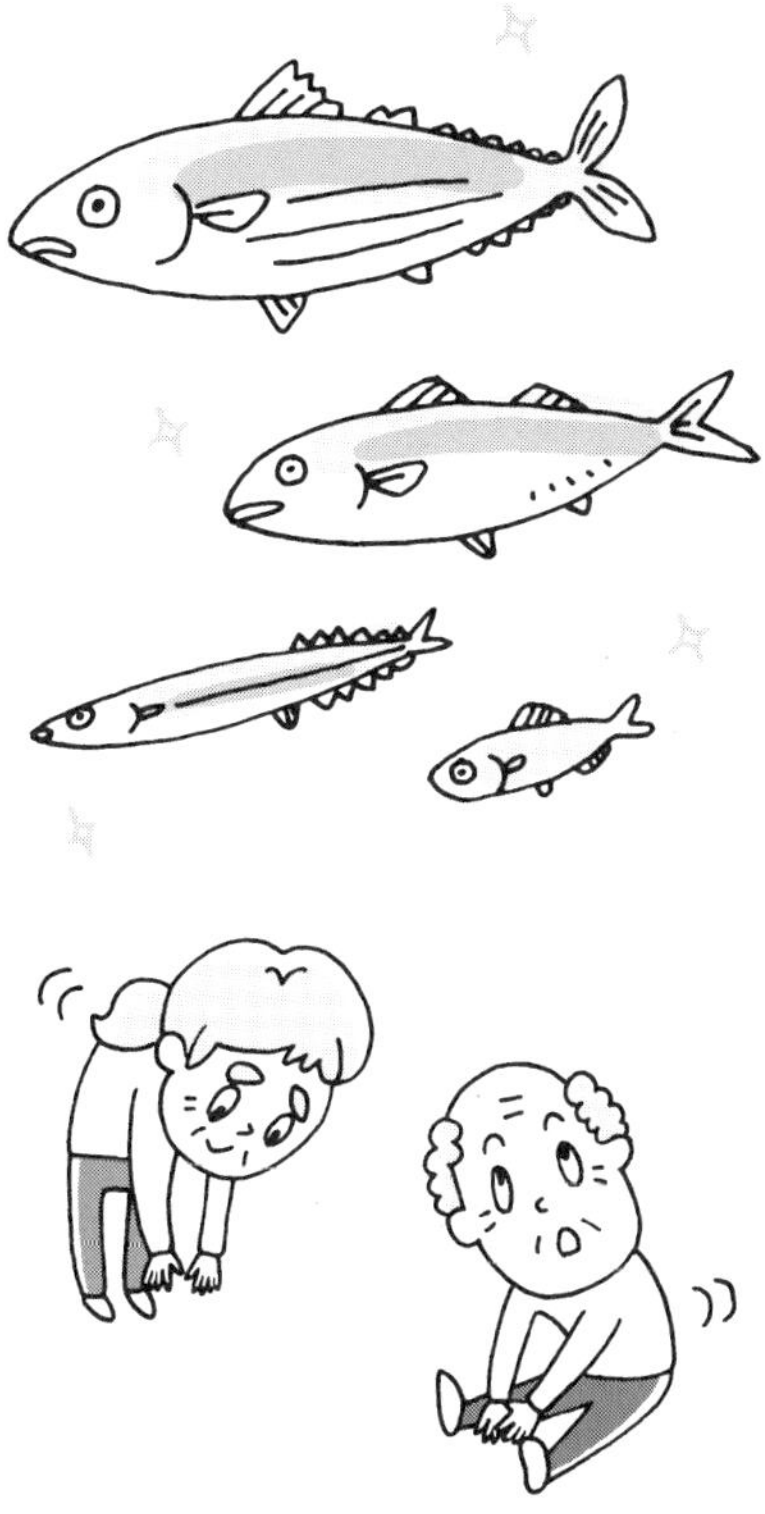

「食生活は、調理から！」と心がける

「食生活」は、決して食べて栄養を摂ることだけではありません。「食べるものをつくる」ことも、脳にとっては十分な栄養になります。日本では女性の社会進出に伴って、夫婦間の家事分担も昭和の時代よりは進んでいますが、まだまだ料理をつくっているのは主婦のみなさんが多いのではないでしょうか。わたしは、「調理する」ことで得られる脳の活動、すなわち脳がブドウ糖や酸素を代謝するという栄養摂取の過程を何十年と得ていることが、女性と男性の寿命の差に少なからず影響しているのではないかと考えています。

調理をし慣れていない人が料理をつくるということは、かなり事前の準備が必要です。食材に関する知識、調理器具や加熱に関する知識、調理工程に関する知識、食材や器具の買い物や下準備、そして工程どおりに作業を進める段取り力など、調理といえども、かなりの脳の活動が必要であることがわかります。この調理を、〝脳トレ〟として使わない手はありません。

軽度の認知症患者の、症状改善のための取り組みとしても期待できます。実際に認知症になってしまうと、すべての調理工程を一人ですることは難しいので、食材の下ごしらえ

だけ、配膳《はいぜん》だけなど、家族のサポートのなかで調理に参加することにチャレンジしてみましょう。特に認知症では、最近のことは覚えにくいのですが、以前に覚えたことや習得したものは忘れにくいので、長年主婦をやってきた人が調理に参加することは、長年育ててきた脳番地を維持するために、大きな効果があります。

大事なのは、始めたら続けることです。夕食のおかずは必ず一品はつくると決めたら、できるだけ続けてみてください。毎食違うものをつくろうとアタマをひねること、さらにそれを毎日続けようとする気持ちが、日々、脳の底力を強くしていきます。

同じことを続けるのはどうも苦手だという方もいらっしゃるでしょう。そのような方は、少しずつ違うことにチャレンジしてみましょう。もっとおいしくするにはどうすればよいかを常に考える、さらには食事のメニューで世界旅行気分を味わってみるなど、決していつもと同じでよいなどと安易にしないで、どうしたらもっと楽しくなるかを考えると、アタマをたくさん使うようになります。朝市に行くのが習慣なら、たまには違う道を通って朝市に行く、いつもと違う商店街に行ってみるなど、少しずつ工夫をしてみてください。同じことを毎日ずっと続けようと気を張りつめるのではなく、いろいろなやり方を試してやろうという軽い気持ちが大切です。

やせ型の人は食事制限のダイエットに注意する

ＢＭＩ（一〇六ページ）の数値が26程度までの人は、食事制限によるダイエットが必要かどうか、疑う必要があります。というのも、生活習慣病によって認知症発症率が増加することは明らかですが、反対に、高齢者の低栄養もまたリスクだからです。低栄養とは、低タンパク・低エネルギーによって引き起こされ、寝たきりの高齢者でも三〜四割の人が抱える栄養問題です。体が活動するのに必要な栄養素が不足している状態であると言えます。また、低血糖は、脳が活動するのに必要な糖分が不足した状態で、これもよくありません。

高齢者が低栄養に注意することは、介護を受ける立場にならず、自立した生活を送るための条件です。医薬品が少なすぎても多すぎてもよくないように、体型もやせすぎても太りすぎてもよくないのです。物事にはバランスというものがあります。

体についた脂肪は嫌われますが、脳の約65％は脂質です。ある研究によると、成人の脳に比べ、アルツハイマー病などの認知症の人の脳では、ある脂質が低いという報告があります。過剰栄養に注意する半面、低栄養にも十分注意した食生活が、健康を保つ秘訣《ひけつ》です。

感謝しながらいつもおいしく食べる

「おいしい」と感じるのは、感情系脳番地（三五ページ）が、食べて心を動かされた証《あかし》です。どんなに健康な食事のメニューであっても、シェフが心を込めてつくっても、それを受け取る本人が感じないのでは、食べ物は単なる食い物になってしまいます。つまり、食べるときの心がけ次第で、体の栄養だけでなく脳の成長にもつながるのです。

おいしいと気がついたり、理解したりできるからこそ、感情の変化（感性）が生まれます。この感性の背景には、理解系脳番地による食に対する理解力があります。

つくり手側としても、たとえば、好き嫌いのある夫にいかに健康食を食べさせることができるかを考えながらつくるときには、おいしく食べられるよう相手を理解する理解系脳番地が働きます。

何事にも感謝することは、〝脳の感性〟を高めてくれます。すごく腹が立つことがあっても、何か感謝できることを探す。すると自分の視点が変わります。

感謝する心を忘れないためにも、一日三度の食事を感謝しながらいつもおいしく食べることが大切で、そのことが脳の感性をいつまでも豊かに保ちます。

歯を大切にする四つの効果を意識する

食べるためには、歯がそろっていなければなりません。八十歳でも自分の歯が二十本残っているようにしようという目安が掲げられていますが、『平成21年国民健康・栄養調査結果の概要について』（厚生労働省）では、八十歳で二十本の歯を実現している人は26・8％で、およそ四人に一人程度しかいません。

認知症予防の観点から考えて、歯を大切にする理由は四つあります。

一つめは、食べることができるからこそ、認知症予防に有効な栄養素を体内に入れることができるということです。食べることによる咀しゃく筋の運動が脳を刺激します。

二つめには、歯を維持するために毎日行なう歯磨きは、手や指先の細かい動きが必要な動作で、この動作を続けること自体が、運動系脳番地を刺激します。運動習慣は、脳の健康のためには大切ですが、歯磨きのような基本的な日常動作がきちんとできることが重要です。

三つめには、歯があることでお喋《しゃべ》りが上手にできるということです。言葉を喋るときの音声は、口の中のいろいろなポイントでつくられます。たとえば「た」と言ってみてください。舌先が前歯の裏に接することで音をつくっていることがわかると思います。歯がなくなれば、喋りにくさから、人と話さなくなってしまうでしょう。するとコミュニケーションの機会が減って、脳の活動量も減り、認知症のリスクが高くなります。

四つめは、できるかぎり歯を抜かないことです。歯を抜くことで、空間的な情報の学習機能を低下させる可能性が高いからです。歯は固形物の位置や大きさ、かたさの把握にも関与します。そして、自分の位置や、家の場所や物の場所など、何がどこにあるかという空間的な脳の働きに関与します。

認知症になると家に帰れなくなったり、物をどこに置いたか忘れたりする症状が目立つのは、この空間的な情報を理解したり処理する働き（空間認知）が衰えるからです。高齢者はとくに注意が必要で、高齢者には引っ越しがよくないというのは、空間認知が衰えた状態で新しい家の場所や家具の配置、ものの配置などを覚えるのは、想像するよりかなり重労働だと考えられます。少し痴呆《ちほう》が始まっている場合、新しい家に帰れず、昔の家に帰ろうとして徘徊《はいかい》することがあるのは、昔の家の記憶のほうが強く残っているからだと考えられています。高齢になってから、突然、居住環境をかえることはかえって脳の活動を弱める可能性がありますので、周りが配慮したいものです。

運動・食・思考の連鎖のために咬合力を落とさない

食の欧米化が進み、柔らかくて食べやすい食事が増えました。おせんべいなどのように、バリバリ音をたてるほど噛《か》みながら食べなければならないものを、みなさんは何日前に食べましたか？　しばらく思い当たらないほど、そういった硬い食べ物を口にしていない人も多いのではないでしょうか。

上の歯と下の歯を噛み合わせることを「咬合《こうごう》」といいますが、この咬合力を落とさないことは、認知症予防だけでなく、健康に生活する時間を延ばすために非常に重要であると考えています。この咬合力は、運動系脳番地の中の口腔《こうくう》の動きを司《つかさど》る脳番地が萎縮《いしゅく》することによって、男女ともに二十代から次第に弱まってきます。

咬合力は食べるためだけでなく、運動や思考とも関連しています。たとえば、「歯を食いしばる」という表現は、重いものを持ち上げるような運動を行なうときや、苦境に耐えるようなときに使われます。つまり、歯を食いしばれるということは、力強い運動をすることや、忍耐強い思考をすることと関連が深い、ということを昔の人が経験知として言葉の表現に取り入れたのではないかと思います。

私も多くのＭＲＩ画像を見てきて、咬合力が強い人というのは、思考の持続力があったり、運動能力が衰えていないという印象があります。

歳をとったからといって柔らかいものばかり食べずに、硬いものをきちんと噛んで食べることで、咀《そ》しゃく筋を鍛えて、咬合力を落とさないよう心がけましょう。

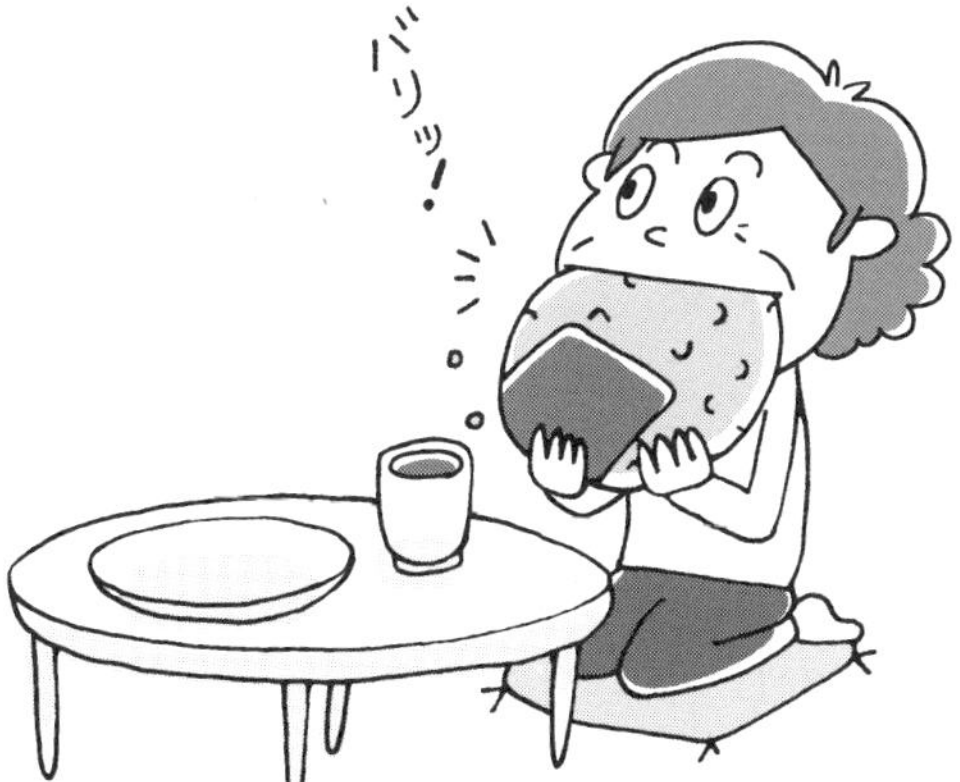

子どもの食生活を見直す

認知症を予防する食生活を考えることは、生活習慣病のリスクを回避する食生活を送ることと似ています。生活習慣病は、認知症のリスクを高めるからです。最近では、成人だけでなく子どもにも生活習慣病のリスクが高まるという信じがたい状況が起こっています。この背景には、食の欧米化がないとはいえません。子ども時代の食生活は成人になっても継続しやすいので、子どもの頃の食生活が、成人期の生活習慣病のリスクを回避し、ひいては認知症のリスクを低下させることも期待できます。

祖父母と住んでいる家族は、祖父母の嗜好《しこう》の影響を受けて魚やせんべい類を食べる機会が増えることが考えられます。一方で、子どもの嗜好を優先させる核家族では、カレーライスやハンバーグなどの肉類を中心とした高脂質・高カロリーの食事が増えます。こうして子どもでも、生活習慣病を招きやすい食生活になっているのです。子どもが将来、生活習慣病になるような食事をとらないためにも、子どもの食生活を見直し、肉類を魚類にかえたり、咬合力がつくような多く噛む必要がある食品を増やすことが、ひいては父母や祖父母世代の認知症を予防する食生活に移行することができるでしょう。

第4章

家族や人との結びつきで脳の成長力を高める

家族行事を増やす

脳の活動量を増加させるには、会話や人の話のなかで多くのいろいろな情報が脳にもたらされる〝人が集まるなか〟にいるほうがよいのです。だからといって、親や祖父母に向かって「家にばっかりいないで何かしたほうがいいよ」と言ってもなかなか聞き入れてもらえません。そのようなときは、家族行事を増やすことがおすすめです。

まず、誕生日や結婚記念日、○○周年記念など、何かと理由をつけて祝い事をしてみましょう。突然思い立って家族で集まるよりも、記念日などは日にちが決まっているので、先々まで予定も立てやすいメリットもあります。

高齢者の大事な役目の一つは、長生きをすることです。おじいさん、おばあさんがいると家族が元気になります。だからこそ、誕生日を家族総出で祝いたいものです。認知症の予防を考えると、認知症の有病率が急激に高くなる七十五歳からが勝負の年代に入ってきます。六十代の脳の活動性を維持して、認知症の発症をできるだけ遅らせるために、七十代後半からの家族との過ごし方が重要になります。

次に集まりやすいのは、季節の行事です。今でこそ家族が集まるのは正月と盆くらいになってしまいましたが、やらないよりは、少しでも雰囲気を出して家族でやってみることがよいと思います。子どもが大きくなれば、桃の節句や端午《たんご》の節句をやることも減るでしょうが、話題づくりという意味でも、人形を出すくらいのことは行なってみてはいかがでしょうか。

最近では、夏祭り以外に町の行事を行なったり、冠婚葬祭を近所総出でしたりするようなところは少なくなりました。これまで、そのような行事は地域の皆を巻き込むことで、引退後も脳の活動を下げない生活に一役かっていたと思われます。それらが少なくなった今、家族行事がその役割を担うことが大切なのです。

今の高齢者の方々は「何もしなくていいよ」と言っても、孫や子どもたちが来るから、とせっせと準備をしてしまうでしょう。せっかくですから、一緒に食卓を囲みたいものです。家族で役割分担をして誕生日の準備をすれば、みんなの負担も減るでしょう。また、祖父母と一緒に仕事をすれば、「おじいちゃん・おばあちゃんの知恵」を授けてもらえて、孫の脳にもよい刺激になること請け合いです。

七十五歳の誕生日を脳の健康を祝う特別な日と決めて、家族のきずなを深めましょう。

テレビで家族の話題を増やす

テレビでも脳は育ちます。生まれて誰《だれ》ともコミュニケーションがとれなかった重度の脳障害をもった子どもが、いつのまにか『ドラえもん』のテレビが好きになっていて、それがきっかけで、親子のコミュニケーションがとれるようになったという事例があります。

テレビは、見ているときよりも、見始める前と見終わった後が重要です。そこをどう過ごすかによって、脳の伸びが決まると考えてよいでしょう。好きなテレビ番組を楽しみにして待つこと、それに向けて日常を準備すること、見終わった後で喜怒哀楽の感情を交えて感想を話したり、テレビで得た知識をもとにさらに新しい知識と考えを増やすことが、脳にはよいのです。

また、二六ページでも述べましたが、八十歳以上の高齢者が、たとえば、『水戸黄門』『大相撲《おおずもう》』などの長年見てきた定番テレビ番組を見なくなったら、認知症を考える必要もあります。総じて、いつも好きでやっていることをやらなくなったときには、認知症の可能性があります。

地域の祭りに積極的に参加する

地域で目玉となる行事は、かかわる人を元気に盛り立てる力があるようです。もちろん脳にとっても成長するためのよい刺激となるでしょう。

そのような行事は一年に一回とはいえ、その準備や後片付けも含めると、何カ月もかかりっきりになるものです。また、祭りでは、一つの目標に向かって人生経験の違う人たちが集い、いろいろな脳番地（三五ページ）を刺激することができます。地元に縁がある人が多いので、昔の話や逸話などが聞けたり、祭り以外でお付き合いする機会も増えて、暮らしに潤いをあたえてくれるでしょう。

伝統あるお祭りですと敷居が高いように感じますが、長く地域に根付いてきているものですから、さまざまなかかわり方をすることができるでしょう。もちろん毎年参加するだけでも、祭りを担う一員になった気がするでしょうし、町内会に掛け合えば手伝いはもちろん、踊りに参加することは比較的容易であると思います。祭りに参加した方の脳が元気になるのはもちろん、地域ぐるみで脳が元気になるので、地域で認知症を予防する効果が出るでしょう。

好きな人・応援したい人を見つける

新しいことにチャレンジするといっても、なかなかやりたいことが見つからないという人は、好きな人や応援したい人を見つけましょう。長く応援しつづけられるような、その人のことを考えるだけで心がワクワクするような人を一人見つけてください。一緒になってがんばれたり、時には初恋のような気分を味わわせてくれる人が、あなたの脳を力強くパワーアップさせてくれます。

好きな人を見つけたら、今度は実際に応援することをしてみてください。その人が俳優なら出演しているテレビを見るでしょうし、歌手ならCDを聴くでしょう。実際に舞台やコンサート、ディナーショーに行きたくなったら、外出するきっかけにもなります。

好きなものや好きなことに対しては、脳番地をうまく使うことができます。たとえば、音楽が好きな人は、音楽によって聴覚系脳番地をうまく使うことができるから、音楽が好きなのです。運動が好きな人は、運動をすることで運動系脳番地がうまく使えるから、運動が好きなのです。

同じように、好きな人というのは、「あなたの脳をうまく使わせる何かをもっている人」

と言い換えることができるでしょう。その人の風貌《ふうぼう》が、声が、表現が、表情が、あなたの脳番地を心地よく刺激するので、その人を好きだと感じているのだと思います。だからこそ、脳を若く保つために好きな人をつくるのは、とても理にかなっているのです。

好きな人は、もちろん子や孫でもかまいません。孫のためなら、苦手なスポーツ観戦をするようになったり、本嫌いの人が雑誌を手にとって孫にぴったりの塾や習い事を探すことだってできます。一昔前、昭和の時代には小学校の運動会となれば、祖父母も一緒にお弁当をもって、孫が競走しているときに一緒に走りだすような光景がそこかしこに見られました。このように、応援したい人のためになるように行動することで、時間も体も、もちろん、脳もイキイキ使うことになります。これまで自分だけでは使いきれなかった脳番地を使うことができるようになるのです。

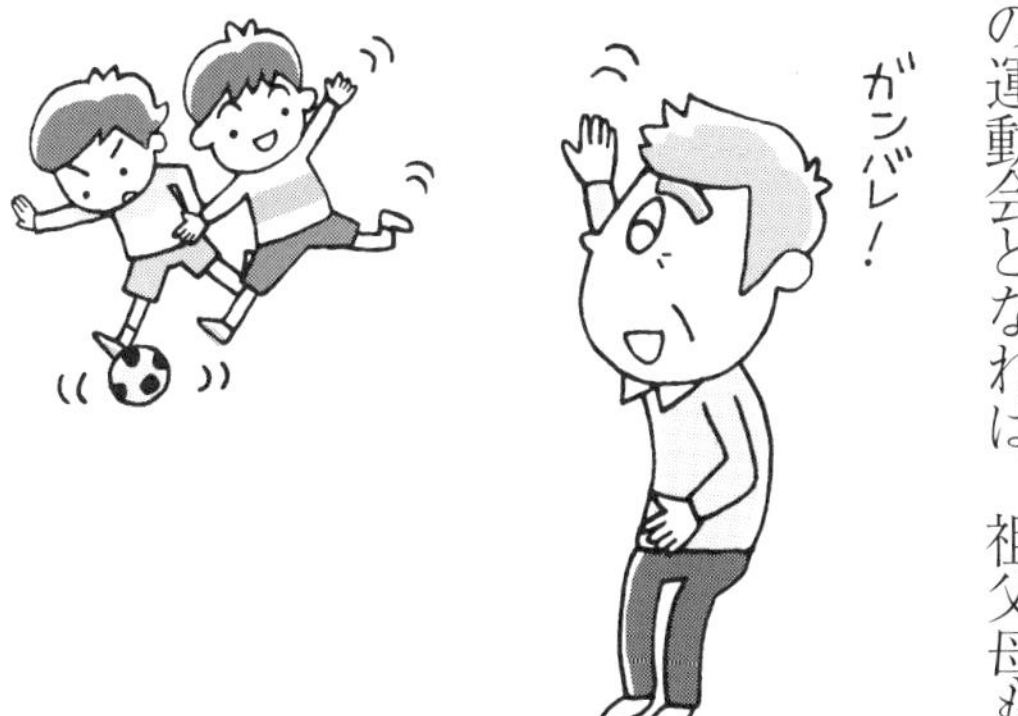

怒る前に相手を理解しようとする

人を理解しようとすることで、複数の脳の領域を使うことができます。自分にとって経験のないことを強制されるのは、しばしば人との衝突の原因になります。

たとえば、嫁と姑《しゅうとめ》の関係を考えても、もともと育った家庭の環境や習慣が異なれば、理解力を司《つかさど》る脳番地をお互いにフル回転しなければ、けんかにもなるでしょう。お互いを理解するということは、お互いに自分の使ったことがない脳細胞に新しい経験をさせていろいろな脳番地を育てることを意味しています。

〝親の心子知らず〟といいますが、自分も子どもをもち、その子が成長してから、ようやく親の気持ちが理解できるようになったという方もいらっしゃるのではないでしょうか。

年齢を重ねるごとにわかってくることはいろいろありますが、「今までできなかったことができるようになる」ことを〝脳〟から考えると、「脳の中の今まで使われていなかったところが使われるようになった」ということができます。新しい発見があることは、いくつになってもまだ充分に育てていない脳の場所があって、自分のもっている脳の領域をすべて使っているわけではないということを意味しています。

一生涯のうちに使える脳の領域には、おそらく限りがあります。それでも多くの脳の領域を使うようにすることが、認知症予防の第一歩であると考えられます。たとえば、人を理解しようと努めると、人の悪口は一切言わない、怒らないようになります。

他人とのトラブルの原因のほとんどは、相手とのコミュニケーション不足、理解不足に問題があるといわれています。つまり自分の脳の領域が充分に育っていないがために、相手のことをよく理解できていないということです。

わたしたちは親の心でさえ、なかなか深く理解できないのですから、赤の他人を理解することはさらに難しいのです。大らかな気持ちで見守り、相手のことを丸ごと理解できるような脳の領域を広げていれば、おそらく人の悪口を言うことも怒ることもなく、いつまでもイキイキとしていられるのではないでしょうか。

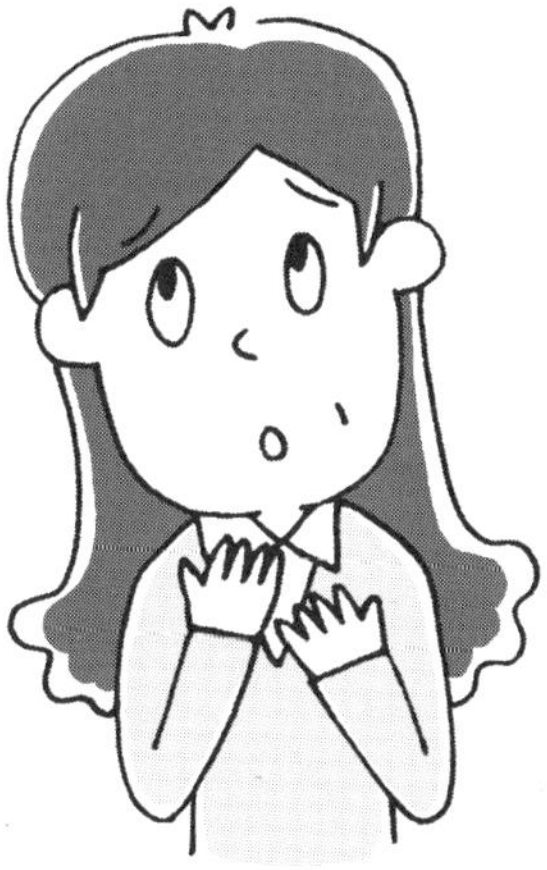

歳《とし》の差を越えて高めあう

脳の領域を広く使うのが難しい理由の一つ、それは使われていない脳番地に向かって自力で脳のルート（脳番地同士を結ぶ、枝のような道すじ）をつくるのが難しいということです。

大人になり、経験を積むにつれて、使い慣れたルートが増えますので、そこを使うだけで事足りるようになります。

たとえば、パソコンのキーボードを〝人差し指〟で打つのに慣れてしまったら、五本指で打つスタイルに変えなくても、だいたい事足りるはずです。ですから、思いきって変えようと負担をかけるよりは、人差し指で打つことが多くなり、その部分の脳のルートがしっかりしてきます。

指の運動だけに限らず、他の脳番地を使う際も同じことです。普段から使っていないルートを使うことは脳に負担がかかり、あらたに脳のルートができるまでそれを続けるのは難しいものです。また、使ってこなかった領域ですので、そもそもどう使うのかがわかりません。しかし、認知症予防のためには、脳を広く使うことが必要です。

では、どうしたら脳を広く使う生活ができるのでしょうか。

それは周りの人に頼ることです。自分が使ってこなかった脳番地にルートをつくる方法を教えてくれる一番の先生は、その脳番地にルートがある周りの人たちです。

赤ちゃんの言語の発達を例に考えてみましょう。生まれたばかりの赤ちゃんには言語系脳番地にルートができていないので、言葉を操ることができません。もちろん本人もどう言葉を使ってよいのかわかりません。しかし、お母さんたちが一生懸命に話しかけてやることで、不思議と言語系脳番地にルートができていき、言語が理解できるようになっていきます。

大人になると、いつも丁寧に何度でも教えてくれる人は少なくなります。あらたな脳番地へルートをつくっていくためには、周りの人たちの一挙手一投足を理解しようとすることが大切です。そのためには、まず相手が何を言っているのかわからない内容にも、一理あるのだろうという態度で相手と接することです。

脳のルートができていない分野に関しては、相手が何をどう言っても、理解できるわけがありません。たとえば同じ家族でも、祖父母や孫のように歳が離れていれば、育ってきた環境が違うと、当然、育ててきた脳番地も違います。〝老いては子に従え〟といいますが、いくつになっても、お互いに学びあおうという姿勢で接することが大切でしょう。

先生になって物忘れ防止に努める

歳をとることで最も注意したいのは、コミュニケーションの不足です。子どもたちが独立して夫婦二人だけの生活になったり、定年を迎えて人付き合いが急激に減るなど、晩年にコミュニケーションの機会を確保するのは、それなりの工夫が必要です。

コミュニケーションが大切なのは、それだけで脳の中の聴覚系・視覚系・伝達（発話）系・思考系など複数の脳番地を使うことができるからです。誰かと喋《しゃべ》るだけで使われていた脳番地が使えなくなるのは、脳にとって栄養不足になることと同じなのです。

そこで、コミュニケーションの機会を増やすために、得意なことを人に教えるということにチャレンジしてみましょう。自分が教わったことを次の世代に伝えることは、五十代以降の重要な社会的な役割です。会社のなかでも家庭でもその役割は重要です。あなたが先生になって、後輩や子ども、孫たちに伝えることで、教える側にも、教えられる側にもメリットがある〝人同士のつながり〟ができるのです。普段は連絡を取り合わない嫁と姑も、たとえば料理をテーマに、先生と生徒になれるわけです。七十代の親をもつ世代の人は、すでに教わった経験があっても、改めていろいろと聞いてみるとよいでしょう。

生徒になって初体験をする

先生になって教えた後は、今度は生徒になって新しいことを習ってみましょう。たとえば、お嫁さんに料理を教えた後は、今度はお嫁さんに先生になってもらってパソコンを覚えてもよいでしょう。孫に新しいゲームのやり方を習うのも効果的です。

脳は、新しいことに挑戦するときに非常に活性化します。反対に、いつものパターンを繰り返す、ルーチン化した作業ばかりでは、あまり脳をダイナミックにイキイキと使うことができません。

「新しい」というのは、違う分野でも、これまでやってきた日常生活のなかでさらに掘り下げた試みや工夫、活動でも結構です。何でも「初体験」というのは脳への新鮮な血液を送り届ける生理的な作用があります。ですから歳をとっても挑戦しつづけている人というのは、新鮮な血液で脳が満たされ、いつまでも若くはつらつとしているのです。

とはいっても、一人で初体験に挑むのは大変です。友だちや家族と一緒にチャレンジしてもよいでしょう。友だちや家族の得意なことを教えてもらうことで初体験に出会うチャンスを簡単につくりだすことができます。

一人で一日中作業している人は人と話す時間を設ける

パソコンに一日中向かっている人や、一人暮らしの人が注意しなければならないことは、人の話に耳を傾けることが少なくなることです。

ネットゲームやパソコンはいずれも目を使うので、視覚系脳番地のトレーニングになります。また、指先の作業による運動系脳番地のトレーニングにもなります。運動系脳番地に障害のある方にゲームやパソコンを教えることで、効果的に能力を引きだすことができるようになった実例もあります。

しかし、画面を見つめる時間が長ければ長いほど、視覚系脳番地に比べて聴覚系脳番地を使う時間が減ります。

そこで、時には音楽を聴きながらデジタル画面と向き合うことも必要ですし、画面から離れて、人の話に耳を傾ける機会を増やすことです。

たとえば、聴いていた音楽を突然さえぎられると「えー、残念」と感じることがあると思いますが、それは、聴覚系脳番地が絶好調なときに、その脳番地がもっと働きたかったからです。同じように、デジタル画面の世界に入り込んでいるときにも、さえぎられるのはいやなのです。視覚系脳番地が快調に機能しているときにさえぎられるのは、外的に停電が起こるようなものなのです。

つまり、その切り替えをスムーズにできるように自己調整する、感情系脳番地のトレーニングも必要になります。

四四ページでも紹介しましたが、さまざまな脳番地を意識した日常生活を積み重ねていくことが、認知症予防になるといえるでしょう。

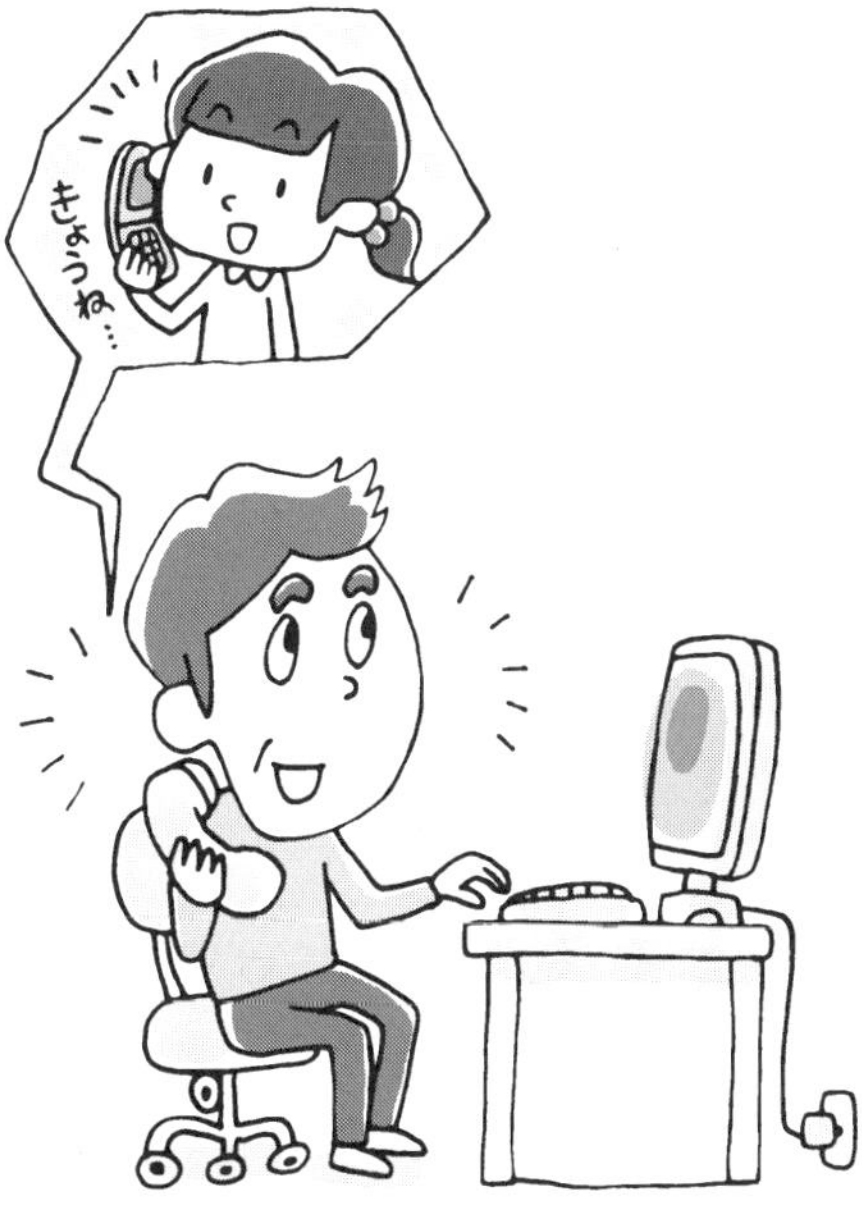

愚痴が言える関係をつくる

ストレスは、体にも脳にも負担となります。軽いストレスであればよい効果を生みだすこともありますが、過度なストレスや長期間のストレスは脳の健康にとっても大敵です。そこで、ストレスをあまり溜《た》めないように、日頃からストレスを発散できる環境をつくっておくことをおすすめします。

方法の一つは、人と話をすることです。あることないこと、とりあえず言いたいだけ愚痴らせてもらい、毒を吐かせてもらうことで、体内に溜め込んでいたストレスが発散できます。言いたいのに言わないようにすること、何かをしたいのにできないことは大変なストレスです。

でも、愚痴を言う前に大切なことがあります。それは、相手に準備をさせることです。愚痴は解決できることとは限らないので、そのことが相手にとってストレスになります。そこで、相手に何をしてほしいか、とりあえず聞いてほしいのか、などのゴールをあたえることが大切です。愚痴を聞くというゴールが設定されることで、愚痴が終わったときにお互いに何らかの達成感が生まれます。

愚痴を言いきったら、今度はその毒を「浄化」しましょう。「浄化」の仕方は簡単です。愚痴の内容に、その後はできるだけ触れないことです。愚痴を聞いてくれた人に対しても、繰り返し言わないことです。これは、愚痴による浄化の鉄則です。この鉄則を破ると、全く意味がありません。愚痴によって毒が消えたはずなのに、再び毒をまくことになりかねません。

次にやるべきことは、前向きに考え直すことです。愚痴を言いきった後に残っていることは、愚痴にならない見方だったり、突破口だったりするものです。できるだけ、新しい視点、見方にたつ自分を見つけようとする気持ちが、今まで使えていなかった脳番地を使うことになり、さらに脳を広く使えるきっかけとなるでしょう。

今まで溜め込んでいたことを吐き出したら、今度はまた新たな気持ちで情報を入れることが、さらに脳を成長させるきっかけになります。

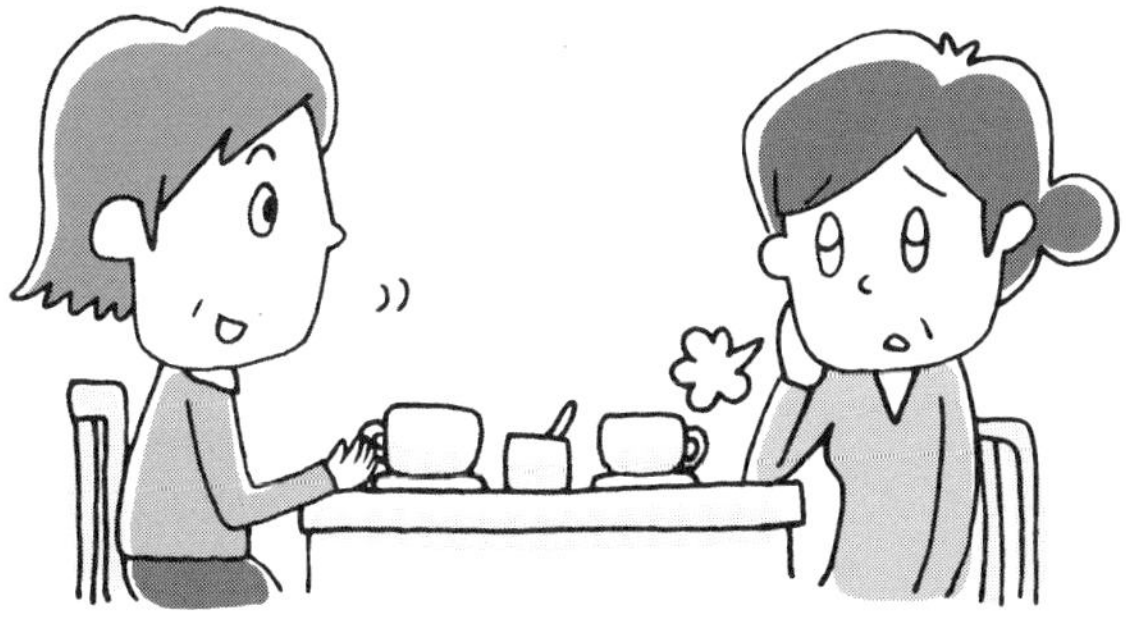

気兼ねなく議論できる相手をもつ

「相手に文句を言いたい」と思ったとき、直接言うのと、直接言わずに他の形で伝えるのと、どちらのほうが脳によい効果があると思いますか？

聞き手にとっては、直接言われたほうが脳へのインパクトは強いと思います。対して話し手にとっては、直接言うよりも他の形の伝え方を考えるほうが、柔軟な脳の使い方ができます。さらに、「相手に文句を言う」、その内容も吟味《ぎんみ》する必要があるため、より広い脳番地を働かせることにつながります。

文句というより、その内容、伝え方を考えて、議論しあえるようにしましょう。人によっては議論に慣れていなくて、自分が注文をつけられて文句を言われているように受け取る人もいるかもしれません。そのような場合には、対象を俳句や料理など、つくったものでお互いの見方を話し合うように心がけましょう。

認知症の予防という観点から見ると、議論できる相手、愚痴がこぼせる相手がいるのは幸せなことです。自分とコミュニケーションをとってくれる相手がいることは、認知症の予防には不可欠なのです。

第5章

脳年齢を保つ運動年齢を下げない方法

自分の年中行事を決めて年間運動量を稼ぐ

年末から新年にかけて、わたしが毎年行なっている行事が、三つほどあります。

一つめは、年末に新潟県の実家に帰り、近くの神社に参拝に行きます。この神社で、幼少の頃かくれんぼをしたり、祖父母と一緒に肩を並べてお祈りをした記憶があります。小学校の頃、精神鍛錬と称して、参道のそうじを週末に一人でやったりしていました。この場所に行くと、生きている実感が湧《わ》きます。徐々に、使命に燃えてきます。

二つめは、元日を迎えたら裏山に登り、日本海を見渡します。佐渡《さど》が見える年、海が荒れている年、吹雪の年、さまざまです。この地に生まれた実感が湧いてきます。

そして三つめは、ノートパソコンの、十年以上つけつづけているスケジュール帳に、今年一年、毎日実行しようと決めた目標を一つ、一行入力します。この一行は、元日だけでなく、三六五日すべての日付に入れます。人の記憶と行動は、脳から見れば「かならず守る！」と約束しても不確かなものです。ですから、すべての日付に入力し、毎日自分に言いきかせるのです。

二十年以上も昔、その一行は、「使命の発見」でした。そして今のわたしは、すでに自分のなすべき使命の道についていると考えています。

その他、毎月行なう行事の予定もそれぞれ立てています。これらは、仕事よりむしろ自分の趣味が高じて慣例になったり、信仰心から習慣になっているものもあります。

このようにして、自分の行動を後押ししてくれる名目を探しながら、年中行事を決めて実行に移すことで、年間の運動量を確保することができます。できれば、年末から新年、あるいは誕生日などに年間計画を立てることにすると、落ち着いてじっくり計画を立てることができます。年間を通じた行動を考えて、一年間での行動範囲を、より広くかつ運動量を多くとるように考えてみましょう。

近くの公園を散歩するというような簡単な計画から始めてもかまいません。

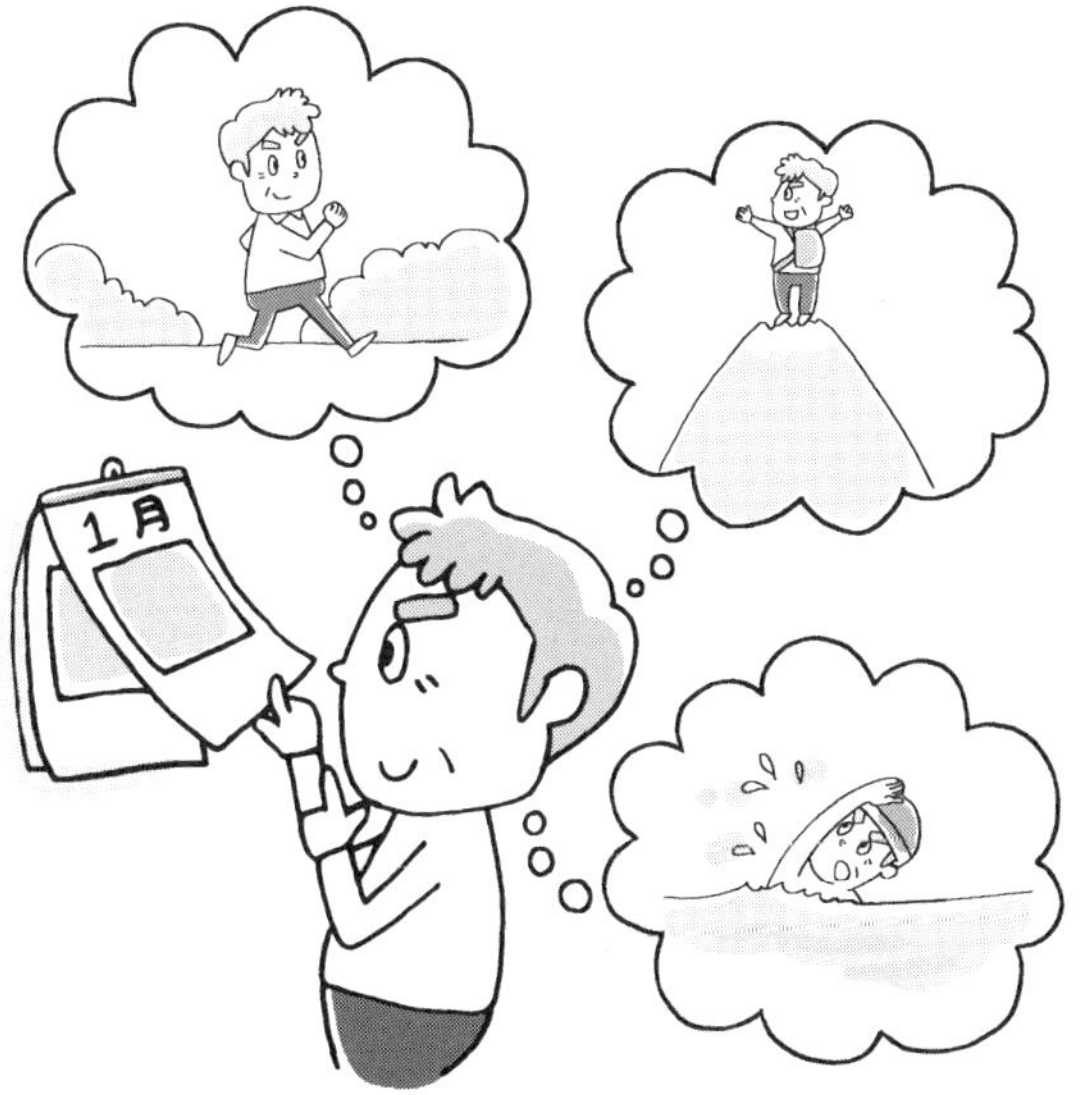

畑仕事や園芸をする

企業に勤めている人や、都市部に住んでいる方にぜひ実践していただきたいのが、畑仕事や園芸です。野菜をつくったり植物を育てたりすることは、一筋縄ではいかず、また時間がかかる作業であるということがポイントです。

たとえば、自分できちんと種を蒔《ま》いたつもりでも、天候や水やりの分量、栄養状態や害虫の出現などによって、さまざまに成長具合が変わってしまうのが植物です。枯れそうな危機を脱するために、植物の置き場所を変えたり、養分をやったりするなど、そのときの危機を分析して、それに応じた対処法を講じなければ、花を咲かせたり実らせることができません。この、マニュアルがなく臨機応変に対応しなければならない思考や行動が、脳にとっては最高によい働きとなります。

また、花が咲いたり実をつけたりするまでに時間がかかるという点も脳番地（三五ページ）を刺激します。今やっていることが、半年後の花や実に影響するということを見通して行動するという、時間的な予測を伴う思考や行動は、高次な脳の働きで、第一次産業（農業）の従事者が高齢になっても元気に畑仕事をしている理由の一つだと考えています。畑仕事や園芸は、適度に運動も必要になりますし、日光に当たる機会も増え、体の健康にも適しているといえます。

ポイントは、孫の入学式のために花を咲かせるとか、都会で働いている子どものために野菜をつくるなど、「枯らしてはならない」という状況で畑仕事や園芸に取り組むことと、きちんと毎日世話をすることです。

植物に水や養分をやっていることが、自分の脳にも栄養をあたえているという意識で、ぜひ毎年続けてみてほしいと思います。

育てるのは、鉢植え一つでもかまいません。毎日、水をやり、陽射《ひざ》しに当て、肥料をあたえ、花を咲かせたり種子や果実などを実らせるという目標に向けて世話をしましょう。可能なら自分の小さな畑をもち、計画的に順序立てて行動することが、記憶にかかわる脳番地を刺激します。

植物の成長にかかわる、こうした月日や時間を意識した行動によって、記憶系脳番地のなかでも、海馬《かいば》（脳内で記憶したり、思い出したりする際に役割を果たす部位）が活発に働きます。海馬が元気になると、複数の脳番地が連絡を取り合うので、脳全体もイキイキしてきます。

現役生活を続ける意識で行動する

定年退職や子どもの巣立ちは、誰《だれ》もが経験する人生の転機です。しかし、当たり前のように過ごしてきた環境が変わってすぐに次の目標を見出《みいだ》すのは、誰にとっても容易ではありません。だからこそ、現役である意識を常にもちつづけることで、前を向き、新しい目標を見つけていきましょう。

そのためにはまず、自分のペースが見つかるまであせらないことが大切です。あせるとせっかく周りにあるチャンスの芽や、今まで見えていなかった新しい世界に気づきません。新しい環境に適応しようと本人も周りも苛立《いらだ》っては、今までのよい関係も台無しです。そして、少しでも今までやってきたこと、習慣を継続し、なるべく脳の活動量を維持してみましょう。たとえば、

・朝六時に起きて仕事に行っていたら、その時間に起きる
・子どもの分の食事をつくっていたら、自分の分だけでもきちんとつくる

など、環境が変わっても続けられることを見つけて実践してみましょう。

継続できることがわかってきたら、記録につけてみてください。記録につけることで、

この日はできた、この日は気分が乗らずにできなかったなど、自分の生活のリズムが見えてきます。そして記録をつけていると、目標が見つかってきます。

・平日だけは六時に起きて体操をする
・一日二食は必ずつくる
・誰でもいいから、一日一回電話をする

などと、目標が定まってきたらそれを達成することを心がけ、さらに他の目標も探してみましょう。

そのときに自分にしかできないことは何か、考えてみてください。たとえば、

・家族で早起きできるのが自分だけだったら、早く起きてそうじをしてみる
・子ども向けの食事が得意だったら、お弁当屋のアルバイトをしてみる、学校給食の手伝いをする、孫の明日の弁当の内容を考えて前日に買い物に行くなど、食事づくりに関係する場所を探してみる

もし何も目標が見つからなかったら、まずは体を動かしてみましょう。体を動かしているうちに気分転換になったり、考えが変わったりすることもあります。まずはとにかく、自分のペースで動きつづけ、現役のときの活動量を維持することを意識してみましょう。

整理整頓の苦手を解消する

いいことを習慣にするのには苦労します。いいことがわかっていても実際に実行できないので、理想に近づけないわけです。脳の働きを強くするには、ある程度同じことを継続して、そのなかで工夫して試行錯誤する必要があります。

先日、ある主婦の方から、「わたしは、そうじ、整理整頓《せいとん》がどうしても苦手で、物を積んでしまい、いつのまにかたまってしまうんです。どうしたら、うまくできるようになるでしょうか。お姑《しゅうとめ》さんに、『法事があって人が来るからそうじをやっておきなさい』と言われても、どうしても体が動かないんです」という相談を受けました。

そこで、「実はわたしも同じように、物をためてしまうほうです。でも一度にまとめて、気分転換に隅から隅まで片っ端からやります。そうすると、何かそこから新しい考えや自分の行動変化に気がつきます。そう思うと、部屋の模様替えや整理整頓は大事ですよね」とお話ししました。

その方は、それでも納得がいかないようでした。そこで、整理整頓の上手な社員の話をしました。

その社員は、事務所の模様替えを始める前に、楽しそうに紙と鉛筆を取り出して、部屋の間取りを書きはじめます。三十分ほどしてその紙に目をやると、十二パターンもの模様替えの案を書いていたのです。

彼女は模様替えが楽しくてしょうがないのです。

そこで、なぜ楽しいのか、さりげなく聞いてみると、

「コーヒーカップはここに置いて、掃除機はここに配置をかえて……」と、実際に自分が今まで以上に効率よく、楽しく部屋を有効に使っている様子を思い浮かべながらやっているから楽しいと言うのです。

整理整頓が苦手な人は、必ずといっていいほど、彼女が楽しんでいた過程をすっとばして片付け終わることだけを考えて、「ああ、いやだ」となります。これではいつまでたってもやりたくなりませんし、なかなかうまくもなりません。

うまくいかないときは、何事もゆっくり分割して、区切って考えてみることが必要なようです。整理整頓は部屋の状況をじっくりと観察しなければならず、場所の記憶を刺激する重要な認知症防止の対策法の一つといえます。ぜひ、楽しく実行しましょう。

一日に男性は七〇〇〇歩、女性は六〇〇〇歩あるく

加齢とともに体の活動量が低下することは、周知のことです。実際に、七十歳以上の高齢者の歩行数の平均は、男性では四九〇〇歩、女性では三九〇〇歩で、二十歳代の半分程に減ってきます（『平成22年国民健康・栄養調査結果の概要について』厚生労働省）。

認知症を予防するためには、適度な運動習慣が重要とされています。七十一歳から九十三歳の日系アメリカ人男性を対象にした「一日あたりの歩行距離と五年後の認知症発症の関係について」の調査では、歩行距離が一日400m未満の最小群の人は、一日3・2km以上の最大群の人よりも、認知症を発症するリスクが一・八倍高かったことが報告されています。3・2kmは、歩幅が40～50cmの人であれば六四〇〇～八〇〇〇歩で歩くことができます。現在の七十歳代の平均歩数に約二五〇〇歩加わることになり、男女共に成人の平均歩数と同程度になります。

ですから、どの年齢においても、男性は七〇〇〇歩、女性は六〇〇〇歩程度の歩行数を維持すると、認知症の予防につながります。日々の歩数が四〇〇歩程度の方は、突然何倍もの距離を歩くことは大変ですから、まずは五〇〇歩ずつなど、だんだんと増やしていく

とよいでしょう。

一つの工夫として、米国スタンフォード大学とミネソタ大学の共同研究によると、万歩計をつけている人は、つけていないときと比較して歩行数が一日で約二〇〇〇歩増加したと報告されています。つまり、歩数計をつけることにより歩数を意識することが歩行活動量を増加させることにつながるのです。

今や歩数計は、携帯電話にも備え付けられるくらい普及しており、多くの人が一度は手にしたことがあると思います。これをつけて自己の歩数目標を決めて、運動に対する動機づけをすることによって、日々の活動量の確認と維持をはかりましょう。

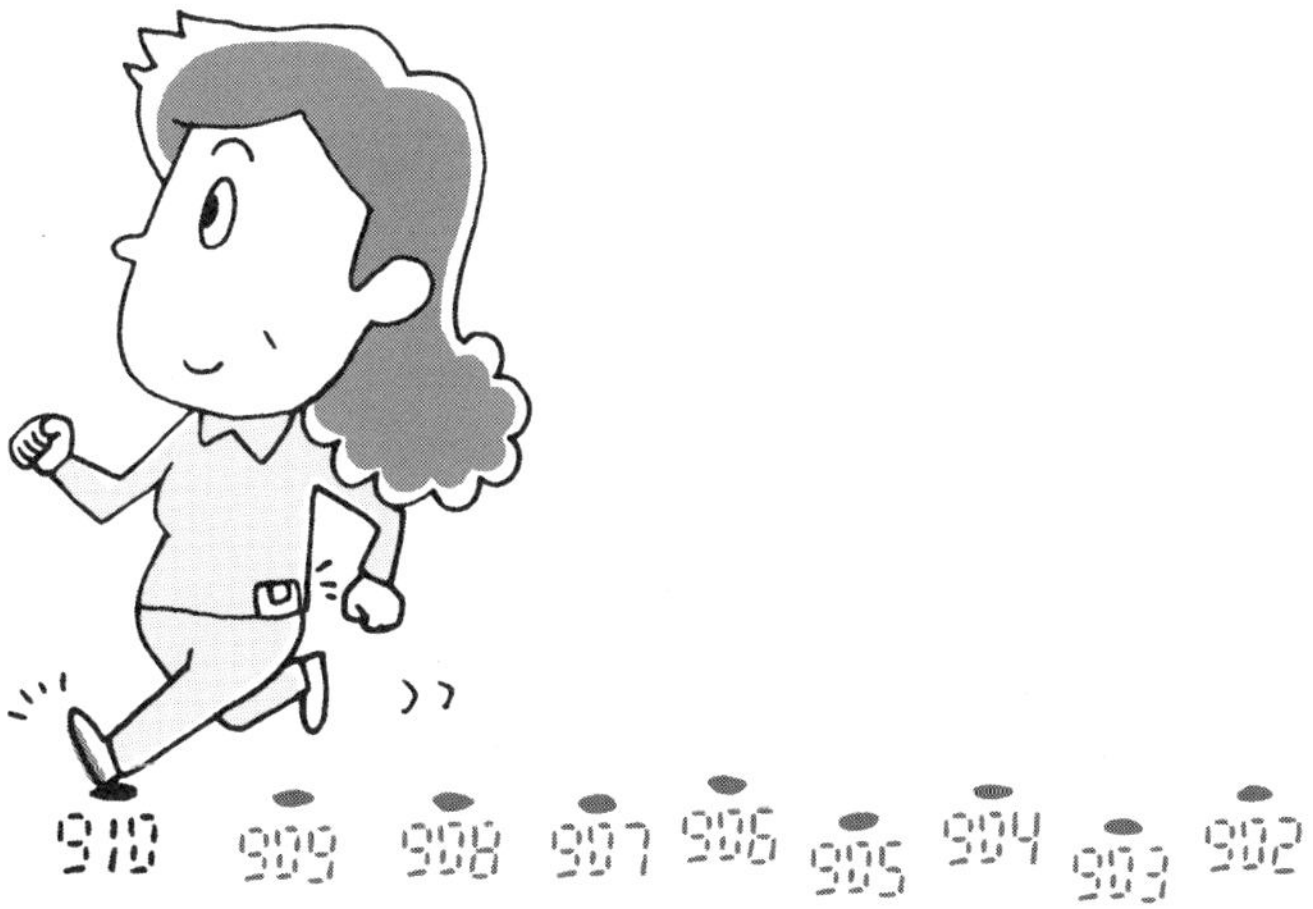

一日に二回以上は階段を使う

高齢になってから一度でも転んでしまうと、歩くことが怖くなり、出不精になる可能性が出てきます。その結果として、それまで行っていた外出の機会を遠ざけてしまうかもしれません。活動量の低下により筋力や体力も低下してバランス能力が低くなり、歩くことへの恐怖感がさらに強くなるという負のサイクルを招きかねません。

転倒を予防するために、体力・筋力・体の柔軟性を維持することが重要になってきます。日頃からこまめに動いている人は体力があるでしょうし、トレーニングをしている人のほうが、筋力や体の柔軟性が保たれているでしょう。

みなさんは、駅やデパートの中で移動するとき、無意識にエスカレーターを選んでいませんか。エスカレーターは便利で楽な一方で、知らず知らずのうちに体力・筋力を弱めてしまいます。階段では足をしっかり上げる必要があるので、平地を歩いているよりも股関《こかん》節《せつ》周囲の筋肉が働き、膝《ひざ》の筋力と柔軟性を鍛えられます。つまずきの予防や、つまずいたときに一歩を踏み出せる訓練になりますので、ゆっくりでもいいので階段を上るようにしましょう。階段を下りるよりも、転倒しにくい階段の上りを心がけましょう。

靴下を立ってはく

転倒の原因として、つまずくことが多く挙げられます。歩いているときは一時的に片足になりますが、片足立ちのバランスが困難になってくると、歩幅が小さくなって足も長く上げていられず、つまずくことがあります。つまり、バランス感覚がよいと転倒の予防にも役立つのです。片足立ちのバランスがよくなるような日常動作を取り入れればよいわけです。そのために今からすぐできることは、靴下をはく姿勢を工夫することです。いつも座ってはいている人は椅子《いす》に座ってはき、いつも椅子に座ってはいている人は立ってはくことを心がけてみましょう。椅子に座って行なう場合には、できるだけもたれずに、足を上げたままはきましょう。立ってはく場合は、最初は壁にもたれながらでもかまいません。股関節を深く曲げるときに働く腸腰筋《ちょうようきん》や、足首を反るときに働く前脛骨筋《ぜんけいこつきん》も動くので、つまずきを防止するためにはこれらの筋肉を日々働かせることが重要です。ただし、急にすると転倒の危険がありますので、まず片足を椅子の上にのせてはいたり、片膝立ちをしてはいてみて、感覚を確かめながら徐々に行なってください。

さらに、しっかりと左右の指に力を入れて立つために五本指の靴下をおすすめします。

お菓子の袋はたたんで捨てる

お菓子が入っていた個袋を握りつぶさずに、たたんでから捨てるようにしましょう。袋が小さければ指先の細かい動きが必要となりますし、大きな袋であれば力が必要になります。左図のような折り方で折ってみましょう。お菓子のカスが出ないように、切り口を内側にしまいこんで折ることがポイントです。慣れてきたら、角が九〇度になるように美しく折ることを心がけてみてください。手先の器用さを保つことは、歳《とし》をとってから脳番地を老化させないために大切な条件です。

●折り方例●

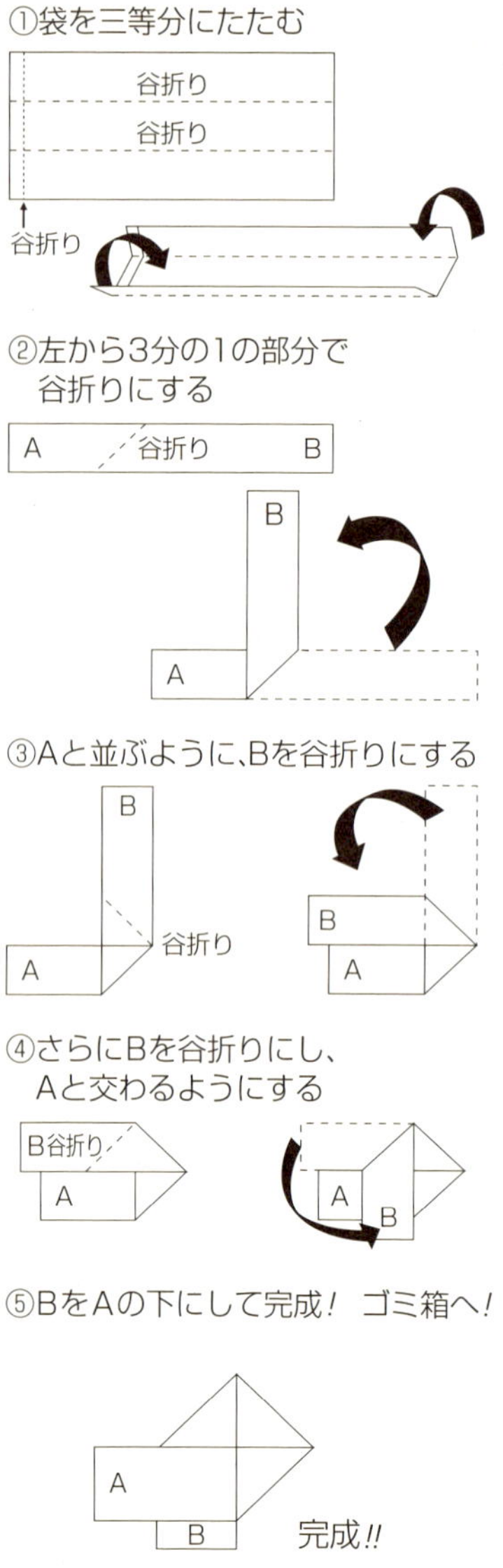

①袋を三等分にたたむ

②左から3分の1の部分で谷折りにする

③Aと並ぶように、Bを谷折りにする

④さらにBを谷折りにし、Aと交わるようにする

⑤BをAの下にして完成！ ゴミ箱へ！

ゆっくり呼吸をする

わたしたちは、呼吸をすることによって、一分間に十六回ぐらい酸素を取り入れています。頭を働かせるには、この酸素が必要です。酸素も食べ物と同じように、上手に適量をとることが必要です。

年齢を重ねるごとに、猫背になる人が増えますが、体が丸まった猫背の姿勢は肩が上がり、横隔膜《おうかくまく》の動きが乏しくなるといわれており、浅い呼吸になりやすいのです。運動をするときも、浅い呼吸では肺が充分に広がらず、肺活量が少なくなり、長くは続けられません。呼吸のポイントは「充分に息を吐くこと」です。息をしっかりと吐くことによって、たくさんの空気を吸うこともできるのです。大きくゆったりとした呼吸ができるように、次のような姿勢を心がけ、肩の筋肉をリラックスさせてみましょう。

①体を起こして、椅子に座る。
②息を吸いながら肩を耳に近付け、五秒間止める。
③息を吐きながら、指を床へ伸ばすようにして肩を下ろし、首を長く伸ばすように意識しながら、息を吐ききるまで肩を下げる。

膝を痛めないように姿勢を確認する

年齢を重ねるごとに、長年使ってきた関節は変形します。とくに、女性の膝に多く見られる変形性膝関節症《しつかんせつしょう》は、歩き始めや階段昇降などで痛みを伴う場合が多く、外出の機会が減ったり長い距離を動くことがいやになったりする要因になりかねません。関節や関節を安定させる靭帯《じんたい》、組織に負担をかけ、痛めてしまうことは避けたいのもです。

わたしたちは、日々何度も立ち座りをします。そのとき、膝がしら（膝のおさら）と足の親指の向きはどうなっていますか。次の三つのうちどれにあてはまるか、チェックしてみましょう。

①膝と親指の方向が一致している
②膝がしらは内側、親指が外側に向いている
③膝がしらは外側、親指が内側に向いている
②と③の場合、足首と膝にねじれが生じているので、立ち上がるときに、膝に負担がかかっている可能性があります。

座った状態から立ち上がる際には、①のようになっているかを確認してみてください。

立ち姿も同様です。膝がしらと親指が、同じ方向を向いていればＯＫです。日々の立ち上がりや、トレーニングとしてのスクワットをするときにも、これらの点に気を配りましょう。

姿勢は、特定の姿勢だけがよければいいということではありません。いろいろな姿勢をとることは、関節の動く範囲が維持されたり、筋肉を柔らかく保つことができるので、負担を逃がすという点で非常に重要なことなのです。

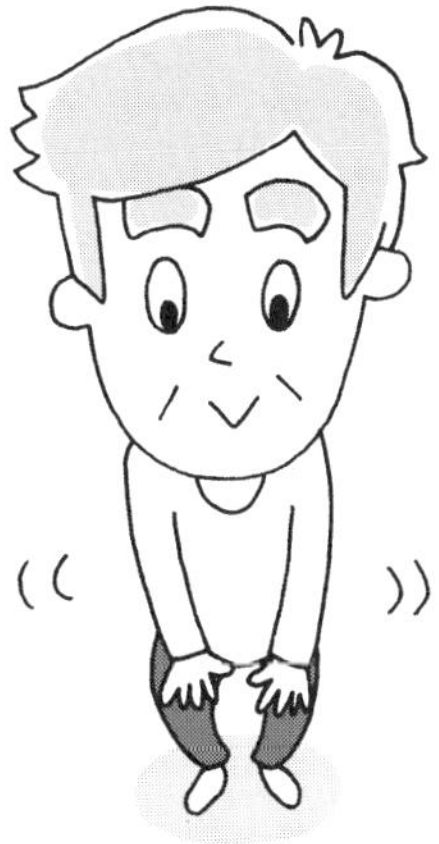

毎週一回、ぞうきんでそうじをする

そうじは人の創造力を高めます。「この体育館を、一人でぞうきんでそうじをしてみなさい」と言われたら、どのように考えますか？　どのようにやるか、逃げ出すか、中途半端にするか、やるにしてもどのように工夫をするのか、この体育館をそうじするシナリオは、自分の脳を使って描くしかないのです。

ですから、毎日、同じ場所のそうじをするにしても、工夫力がある人は、昨日よりももっとそうじに適した手順と方法を見つけていきます。「そうじなんて、どうして自分がやらなければならないのか？」という人との差はどんどん広がっていきます。そうじは、理解系脳番地や視覚系脳番地、思考系脳番地をトレーニングする格好の方法です。

また、そうじは高齢になっても重要です。年齢を重ねていくにつれて多くの方が猫背になっていき、それにつれて頭の上まで手を挙げる動作が減っていきます。子どもの頃は、必要な物が自分の頭より高いところにあったりして背伸びをして取ったり、ボールを投げたりと、活発に動くことで手をよく上に伸ばしています。

しかし、大人になって身長がある程度高くなると、手を肩の高さ程度にあげれば物事の大半が済んでしまうことが多くなり、そのような環境のほうが便利ですから、高いところに物を置かなくなります。ですから、あまり視線を上に向けることも少なくなり、それに伴って体を伸ばしたり、反ったりする機会もめっきり少なくなります。そんなことも猫背になることと関係しているのかもしれませんが、猫背になると歩幅が小さくなりますし、膝が曲がった歩き方になります。

そこで、週に一回、自宅の窓をぞうきんでふいてみましょう。できる限り上まで手を伸ばしてふくことによって、背中の筋肉も使いますので、猫背対策としても効果的です。

さらに、膝も伸び、つま先立ちになり、左右へ手を伸ばすことで、バランスを維持することも必要になるので、転倒対策にもなるでしょう。

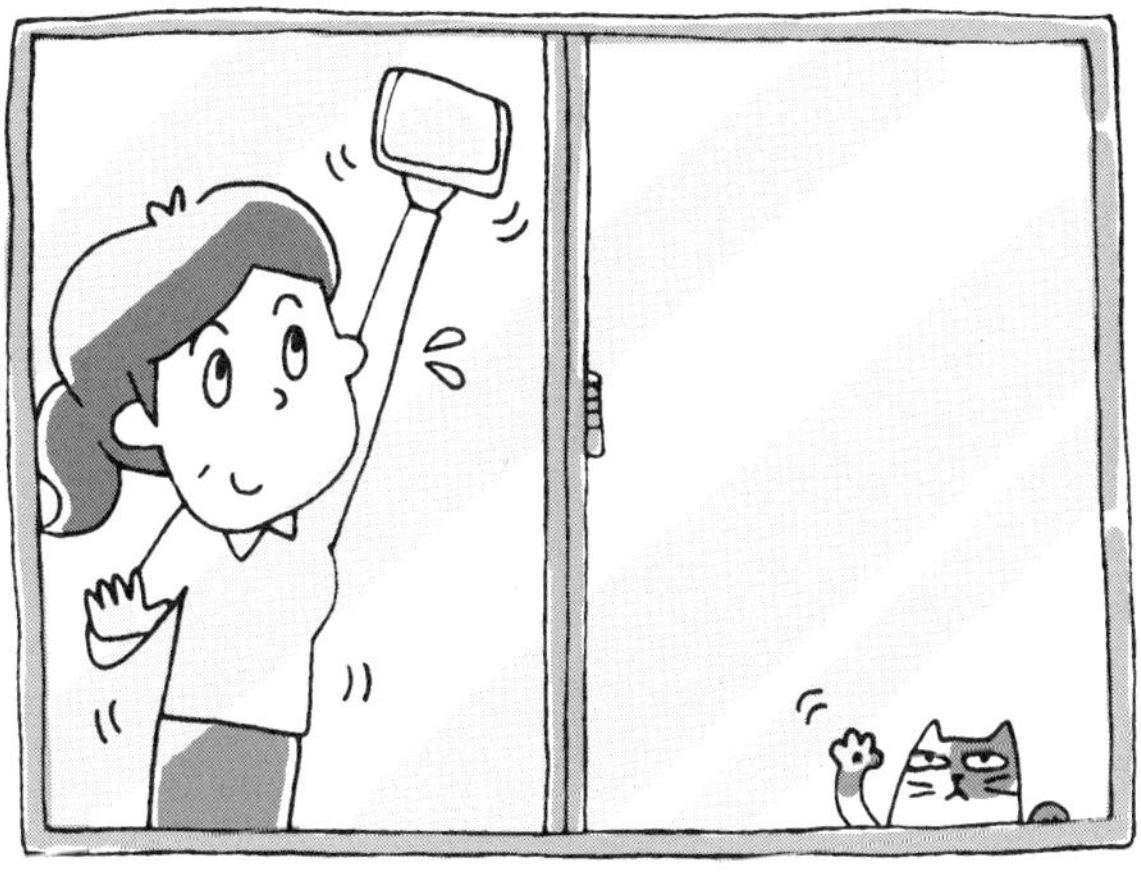

全身が見える鏡を置く

普段、自分の上半身を鏡で見ることはあっても、全身が見られる鏡をもっている方は少ないのではないでしょうか。日々気づかない間に姿勢は崩れやすくなり、いつのまにか余計な負担を脳にかけることになります。そこで、全身の状態が見られる鏡は、とても役に立ちます。

全身の状態を目で把握することで負荷のかからない姿勢を自分で意識することができます。一見して姿勢が悪いなと感じたり、元気がなさそうに見えたら、姿勢が適切でない可能性があります。無理がかからない程度に自分でいろいろと体を動かして、負担があまりなく、きれいに見える姿勢を探っていきましょう。負荷のかからない姿勢は、姿勢を保つ適度な筋肉が保持されます。また、体の左右のバランスや姿勢を鏡で点検し、確認することで、自分の身体感覚が研ぎ澄まされるので、転倒防止や体力の維持も期待できます。

いちばん楽でよい姿勢は、脳に無駄な負担がかかりません。姿勢の悪さは、脳細胞に余計な酸素を消費させることになります。その結果、ちょっと動いただけでも「つらい」「大変」という気持ちが出て、ついつい運動不足にもなりがちです。

老化防止にエクササイズが必要といわれていますが、運動といわれると、筋力トレーニングを想像されるかもしれません。しかし、その場合の多くは筋肉を上手に動かすというよりも筋力をアップさせるだけで、日常生活でその力を発揮する機会はあまりありません（引っ越しや模様替えなど）。それよりも、体に負荷のかからない姿勢を維持して、日常の活動がよりスムーズに行なえるほうが大切です。

自分がどのような姿勢をとっているかは、普段、意識することはないと思いますが、利き手、利き足を多く使ったり、仕事に必要な姿勢を長年していることで、確実に左右のバランスは崩れやすくなっています。また、骨格の特徴や筋肉の動かし具合から生まれる癖が、場合によっては関節や内臓の負担になっていることがあります。そのような見えない負担を軽くさせるためにも、家族に自分の姿勢の癖を聞いたり、時には整体師など専門家のアドバイスも受けながら、より負荷の少ない姿勢を目指しましょう。

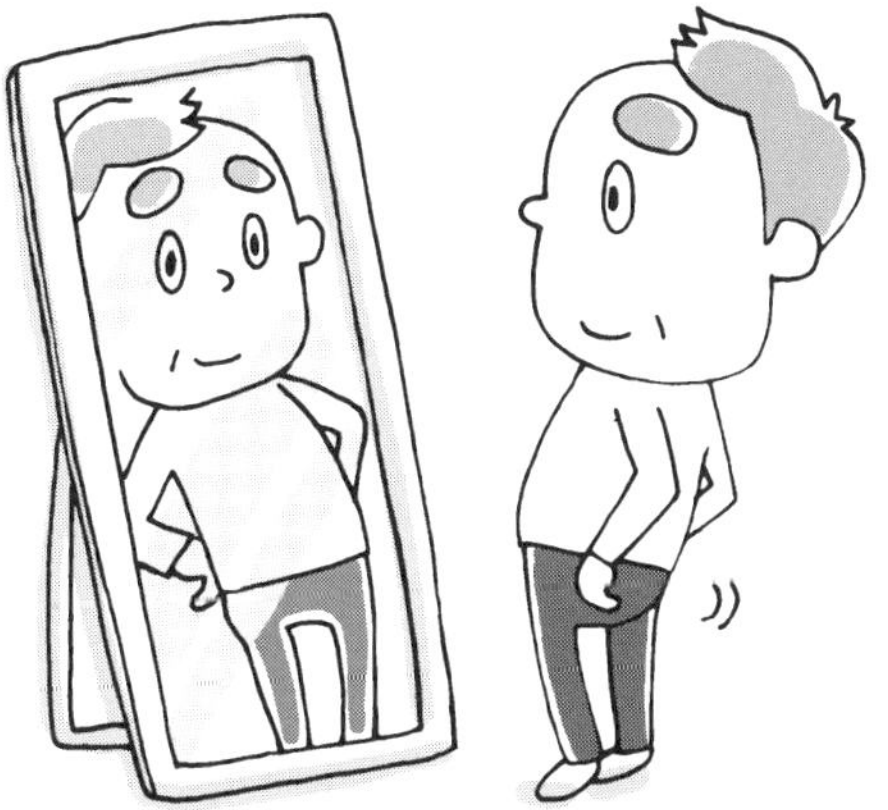

自分の肥満度をまず計算してみる

肥満は認知症になるリスクが高まるといわれています。まず、自分がやせ、標準、肥満のどれに当たるかを知ることが重要です。肥満度を判断する指標として、日本肥満学会肥満症診断基準検討委員会が発表している体格指数(BMI:Body Mass Index)があります。

ただ、BMIが標準範囲内であった場合でも体の内容、つまり脂肪か筋肉かで異なるということはありますが、BMIが22のときに最も死亡率が低いといわれています。

最近では、男女ともに肥満やBMIに対する体格管理の意識が高まっています。

家族での食事・運動習慣を考えるためにも、月に一度は計算して経過を見ましょう。

●BMIの判定基準●

BMI＝体重[kg]÷(身長[m]×身長[m])

・BMI＝18.5未満 ⇨ 低体重(やせ)

・BMI＝18.5以上25未満 ⇨ 普通体重(標準)

・BMI＝25以上 ⇨ 肥満

寝るよりも座って、座るよりも立って物事をする

日常生活のなかで発生する何気ない動作で生じるエネルギーを「ニート」（非運動性熱産生）といいます。一日の消費エネルギーのうち、基礎代謝量、食事を食べたことで生じる熱代謝量、および運動によって生じた熱代謝量を除いた、何気ない生活動作で生じる熱代謝量のことです。ニートは、個人の生活スタイルによって大いに変化する熱代謝量になります。

一分当たりの消費エネルギーは、座っていると約1・3kcal、立って物事をすると約2・5kcal、歩くと約3・3kcalです。八時間座っているか、何か物事をするかで576kcal異なります。特別に運動する時間がとれなくても、ニートを考えて、日常生活のなかでエネルギー消費を促すことが、体のマネージメントの第一歩になり、より多くの運動系脳番地に刺激を与えていることにもなります。

歯磨きは立ってする、布団の上げ下ろしをする、階段を使う、電車・バスは三区間ほど立ってみるなど、普段から気をつけていると、エネルギーを消費しやすい体に変わっていきます。

リビングの家具と寝具は和風にする

最近は一般の住宅でも畳の部屋が減り、洋風の部屋が増えてきました。座卓に正座することも減り、テーブルと椅子で過ごす洋風の生活様式が当たり前になっています。

しかし、和式の生活様式のほうが、立ち座りなどに必要な運動量が多いと、以前から指摘されています。高齢になるほど、日常生活での運動量が減り、運動系脳番地の活動量が減ります。認知症の予防には、運動系脳番地の活動を保つことはとても重要です。その点で、和式スタイルの家具で生活することで、自然と運動量が増えるのは、なかなか外に出て運動する時間のない人にとっては好都合といえます。

だからといって、部屋のすべてを和風にすればいいかというと、それは妥当とはいえません。食事をとるテーブルと椅子、そしてトイレは、足腰に負担が少なく、安全性と快適性から見て、洋式のほうが高齢者には妥当であると考えられます（丸田和夫・真砂良則『在宅で暮らす女性高齢者の居住様式の実態と体力特性・北陸学院短期大学紀要～39, 361-370, 2007』より）。

一方で、リビングの家具を座卓にしたり、寝具をベッドではなく布団にしたほうが、立ち座りの回数も増え、体力低下の防止に役立つということが指摘されています。やはり、古くから受け継がれるものには、食生活でも居住様式でも、健康を保つための工夫やメリットが多く含まれていることを、わたしたちはもっと意識するべきなのでしょう。高齢になって立ち座りが困難になったら椅子やベッドを利用するようにして、まだ体が動く間は、立ち座りや布団の上げ下ろしを億劫《おっくう》と思わず、脳に刺激を送っていると思って、ぜひ和風の生活に挑戦してみましょう。

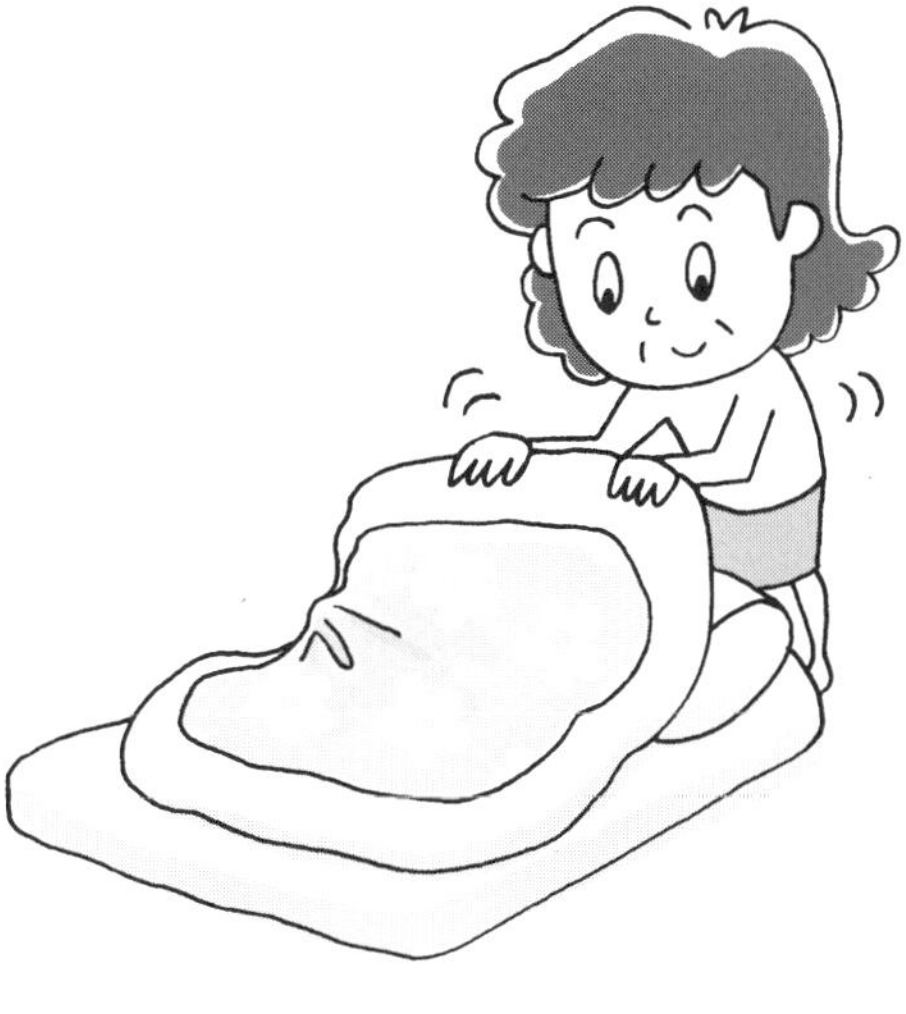

使い古しを違う用途で使う工夫をする

私の知り合いで、着なくなったセーターをほどいて新たにマフラーにつくりかえたり、パッチワークをしてできた端切れの残りを、さらに色や柄を考えてつなぎ合わせ、鍋敷《なべし》きをつくったりしてしまう方がいます。

他人から見れば、3㎝ほどの端切れはゴミかもしれませんが、その方にしてみればすばらしい材料と化します。

難しそうなことと思われるかもしれませんが、日常で何気なくやっていることもあります。たとえば、使わなくなった衣服をぞうきんとして使ったり、日曜大工でペンキ塗りをする際に捨ててもいいワイシャツを着たりします。〝もったいない〟の気持ちで今ひとつ工夫してみると、新しい用途が見つかります。

これらの原動力は、何かをつくりたい、何とかしてその場に合う工夫をしようという気持ちです。自発的な気持ちが起こる趣味・活動ができるといいでしょう。工夫することは、運動系脳番地を育てます。

第6章

定年効果を減らし、脳を強くする日常の予防法

普段の生活を数字で知る

生活のリズムや仕事のリズムは、人それぞれ違います。五年が人生の節目になっている人、三カ月ごとに区切ると予定が立てやすい人、次の週末のことしか考えたくない人など、さまざまです。その、自分なりの節目ふしめで、生活習慣を振り返りましょう。一カ月ごとなどと一つでなく、短期的にみて一カ月ごと、長期的にみて一年ごとと、区切りを分けてもよいでしょう。

そして振り返る際は、普段の生活を数字で捉《とら》えることをおすすめします。数字に置き換えることで、感覚で把握していた生活習慣がはっきりと浮き出てきます。

自分のリズムが定まったら、まず数字にして把握したい事柄を決めます。節目までの間に何人の人と出会ったか、料理はどのくらいしたか、習い事にはどのくらい行ったか、体重の変動はどうだったか、などです。自分が振り返ることができる範囲で後から記録をつけてもよいですし、毎日記録をつけて節目に集計してもよいでしょう。数字にしてみると、自分の実感とずれていることがわかってきます。人と出会う回数が多かった、思ったより外食していた、二年前のほうがよく習い事に通っていたなどと、さまざまなことがわかります。

記録がそれなりにたまり、自分の活動が把握できるようになったら、まずはその活動のペースを維持することから始めましょう。週に一回は両親、子どもと電話をしていたとしたら、週一回は必ず電話をすると決める。一カ月に三冊の本を読んでいたら、それを続ける。ペースを維持しようとすると、風《か》邪《ぜ》で倒れたりしないよう体調管理に気をつけたり、余計なことに使っていたお金が節約できたりと、思わぬ効果が生まれてきます。

自分の生活を的確に知ることは、自分の脳の使い方を客観的にみる第一歩になります。だんだんと慣れてきたら、数字にする事柄をどんどん増やしていきましょう。

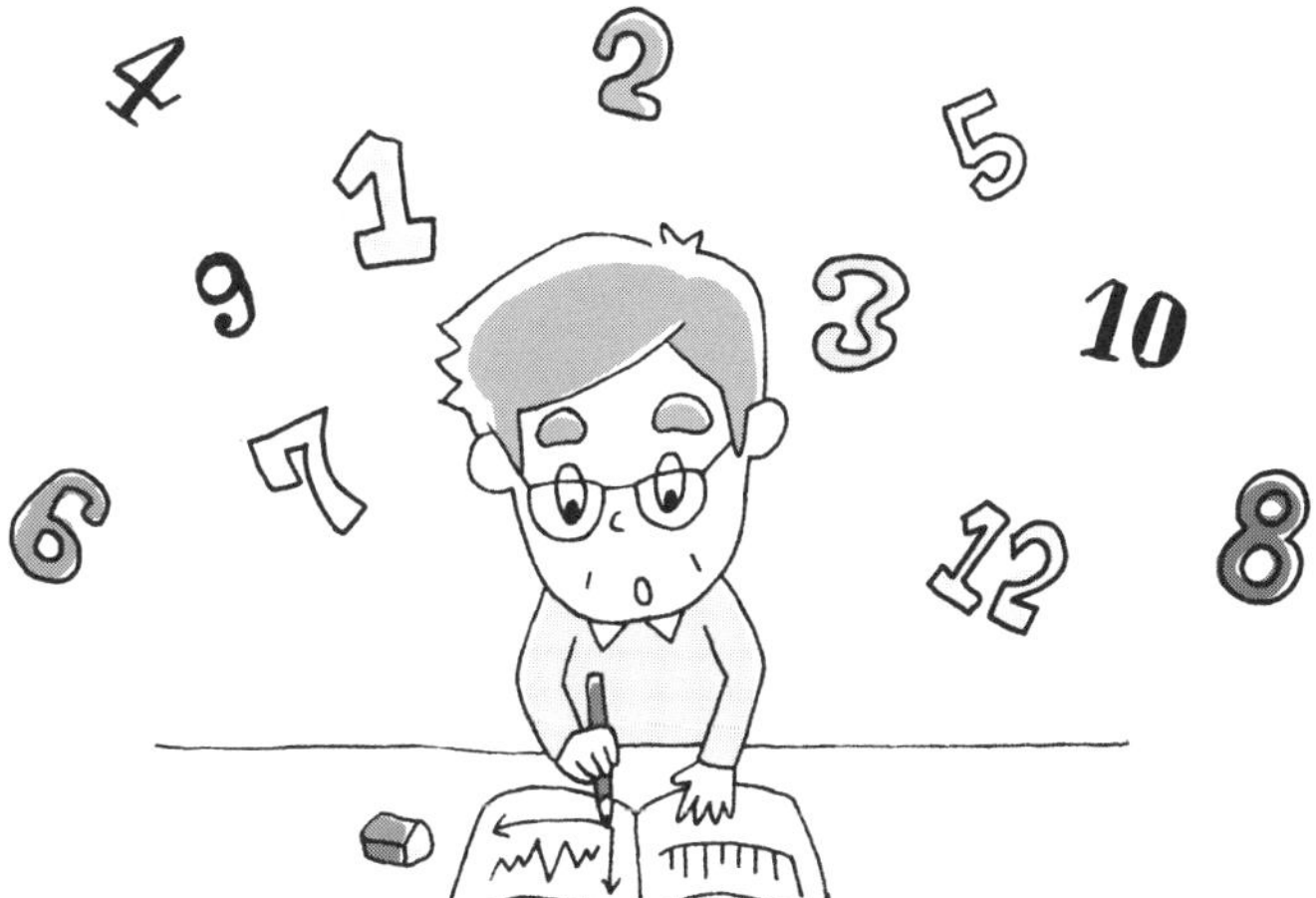

新しいことを学ぶ

多くの人は十八歳から二十二歳で学校を卒業し、新しいことを教わり試験を受けることの繰り返しから、解放されます。とはいえ、まだまだ青二才。脳の成人は三十歳である（四〇ページ）と考えるわたしにとって、十八歳や二十二歳で勉強が終わるなどと考えるのは、それこそ認知症になりたいと思っているのと同じように感じてしまいます。

以前、ＮＨＫスペシャル『老化に挑む～あなたの脳はよみがえる』というテレビ番組で脳のＭＲＩ画像を鑑定した百歳の高齢者たちは、みなさん九十歳からでも新しい学びのテーマをもっていました。ある人は九十三歳から俳句を勉強し、ある人は韓国語や中国語を新しく勉強しはじめており、みなさんの脳は、六十歳かと思うほどの若さを保っていらっしゃいました。

新しい学習テーマがあるということは、脳にとってもよいことがたくさんあります。意欲的になれたり、普段よりも記憶量が増えたり、学びを通して人と触れ合うことができたりします。このように、思考系脳番地、記憶系脳番地、伝達（発話）系脳番地、聴覚系脳番地など、かなり広範に脳番地（三五ページ）を使うことができます。

認知症は脳の働きが低下して脳の萎縮《いしゅく》が進むわけですから、その萎縮を起こしにくくするためには、多くの脳番地を使いつづけるしかありません。実際に使うことで、「この脳番地はまだまだ使うから必要なのですよ」と脳番地に教え、「あぁそうか、まだ萎縮しちゃいけないな、成長しなければ」というように、老化の傾向を抑え、成長メカニズムを発現させるような学習を死ぬまで続けることができるのです。

新しいことを学ぶときの注意点は、ちゃんと〝自分が学びたい〟ことをこつこつと学ぶことです。きちんと頭を使うような、年齢に合った学習内容を見出《みいだ》すためにも、「自分が学びたいと思う気持ち」を持続することが大切です。

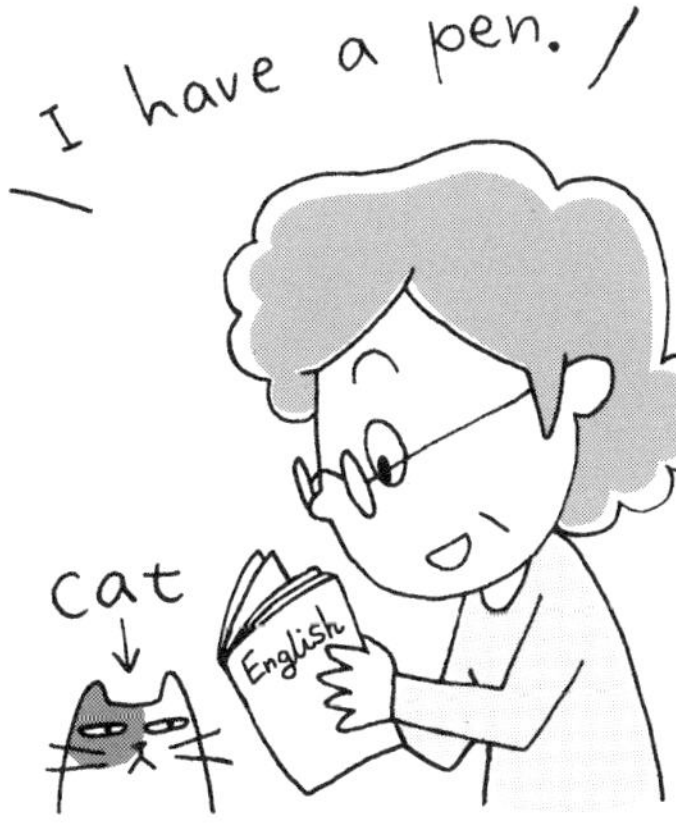

二紙以上の新聞を比較して読む

新聞は日々の話題を提供してくれ、社会とのつながりを維持することができるメディアの一つです。社会・政治問題だけでなく、読者からの投稿やパズル、ゲーム、日々の生活に役立つ情報などがあり、毎日読んでいても飽きない工夫がされています。また、一人で新聞を読むだけでなく、誰《だれ》かと話すときの話題にしたり、パズルを一緒に解くなどして、時間を共に過ごすきっかけにもなります。

一紙だけでもいろいろな活用法があるでしょうが、二紙を読み比べるとさらに違った活用法が出てきます。同じ事柄を取り上げていても、必ず違うところが出てきます。見出しが違ったり、情報の解釈が違ったり、新聞によっては扱う紙面の大きさが違ったりもします。その違いの意図を探り、事件の本質を見抜こうとすることで、深い情報処理をする脳番地を使うことができます。

最近では、インターネットでもニュースが配信されています。各紙のトップニュースやジャンル別の記事を読み比べるのもいいでしょう。

また、外国のメディアが配信しているニュースも、一部日本語で見ることだって可能です。他の地域のメディアを見ると、まったく違うニュースがトップで報じられていたり、その国の立場から文章が書かれていたりするので、日本で起きた事件を、より客観的に見つめられますし、話題も増えるでしょう。

また、新聞は自分から読もうと思って記事を読むものなので、そういった問題意識をもって読むと、自動的に情報が入ってくるうえ、同時比較が難しいテレビとは異なる脳の使い方をすることができます。テレビからの情報は時系列的に、順次に流れていきます。しかし、新聞の情報は目の前にじっとしていて動きません。テレビの情報は、聞きもらさないために、聴覚系と視覚系の脳番地を使って目で確認します。そのために、じっくりと理解系、思考系の脳番地を使う時間が確保されません。新聞のよさは、テレビからの情報と全く違った脳番地を刺激するところです。

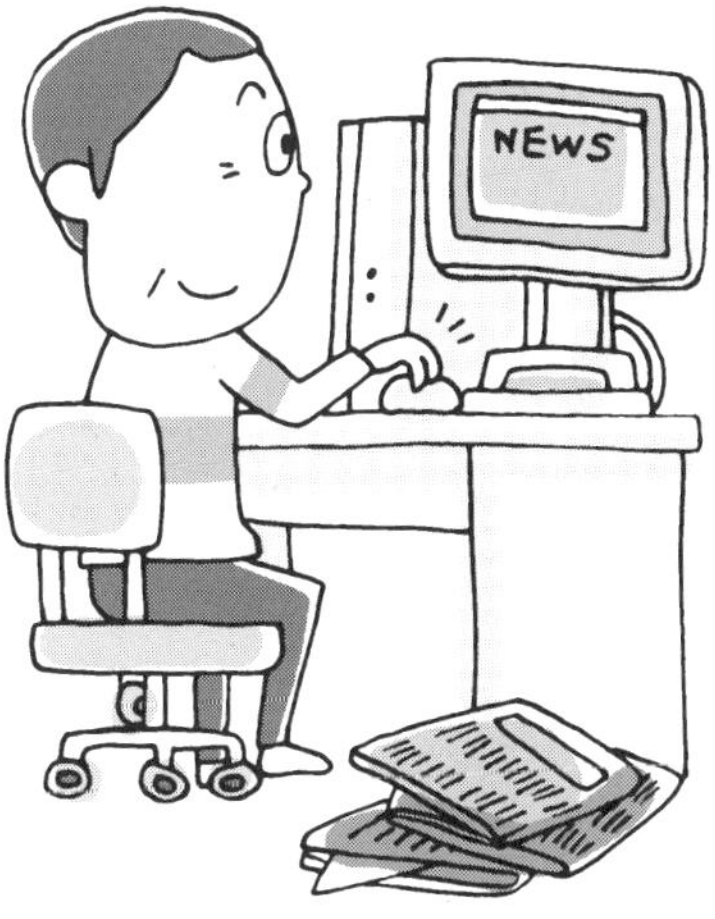

一日の終わりに二つのことを思い出す

アルツハイマー病の特徴的な記憶の障害として、一日前のことがうまく思い出せない、ということがあります。脳の中で、記憶したり、思い出す装置が働きにくくなるからです。なぜ、脳の記憶の装置がさびれてくるのでしょうか。

認知症の初期の段階からダメージを受けている脳の場所「海馬《かいば》」の活力が落ちてくるからです。そこで、日頃から海馬の手入れが必要なのです。

たとえば、一日の終わりに二つのことを思い出してみましょう。

一つは、その日の「人を喜ばせた発言」「自分にとってプラスとなった発言」などです。友人のイヤリングを褒めたらとても喜ばれた、自転車整理のおじさんに「ご苦労さまです」と言ったことがきっかけで雑談をする仲になったなど、何を言ったか、相手がどのような反応をしたかを思い出してみましょう。

いきなりパッと思い出せるものではないですから、その日の食卓の様子や楽しかった場面などを思い出してきっかけにするとよいでしょう。思い出したら、そのときにどのようなことを言ったかを振り返ってみるのです。楽しかったという感情の思い出と、何を言ったかという言葉の思い出をリンクさせることで、海馬を働かせやすくなります。

もう一つは、「相手を不愉快にさせてしまった発言」「自分にとってマイナスになった発言」などです。心ないひと言は、案外発言した本人は気づいていないものです。自分はそんな発言をしていないか、思いつきで言ったひと言で相手が心を痛めていないかを振り返ってみましょう。これを振り返るときも、何かきっかけがあると思い出しやすいでしょう。会話中に相手の表情が急に変わったことはなかったか、その場の雰囲気が急に変化したり、会話が急になくなったことはなかったかなどを思い出してみましょう。

発言の記憶だけでなく、感情の記憶などとリンクさせて思い出すことが、海馬を使いやすくします。

海馬は記憶に関係した働きをするなど重要な働きを担っていますが、そこだけを意識して使うのは難しい部位でもあります。そのため、単純に物事を覚える、思い出すだけでなく、感情の記憶、知識の記憶などと分けて使うことで、他の脳番地と一緒に海馬を使うことができます。

得意なこと、好きなことをさらに深める

〝脳の健康〟を保つ第一歩は、脳のルート（七六ページ）を強くすることです。自分の得意なこと、好きなことにどんどんチャレンジすることで、脳のルートを強くすることができます。

そのためには、昔スポーツが得意だったら、まずは軽いウォーキングからするなど、何事も初めは小さなステップから取り組むのがよいでしょう。ウォーキングといっても、スポーツウエアを着てやるしっかりとしたものではなく、普段着でできる程度がよいと思います。買い物の帰り道に寄り道をする、デパートのエスカレーターを一箇所だけ階段にするなど、普段の生活のなかから少しずつできることを増やしていくことで、長く続けることができるのではないでしょうか。とくに普段から運動不足と感じている方であれば、無理に負荷をかけるのは禁物です。

ここで脳にとって大事なのは、昔得意だったことを〝そのままする必要はない〟ということです。同じような脳番地を使う活動を工夫して行なえばよいのです。たとえば、昔ソフトボールなど手を使うスポーツをしていたら、ガーデニングや壁紙の張り替えなどでも

よいのです。脳から考えれば、手を動かす脳番地は同じ部位なので、負荷が少なく取り組めるはずです。昔から読書が好きな方は、たまの休みにちょっと遠くのカフェまで歩いていき、そこで本を広げれば、運動もできて一石二鳥でしょう。得意なことと、そうでもないことを組み合わせることで、脳のルートを発達させる相乗効果が期待できます。

　脳のルートは一朝一夕では伸びません。大切なことは、できること、好きなことから始めて、長い時間かけて進歩していこうという気持ちをもちつづけることです。

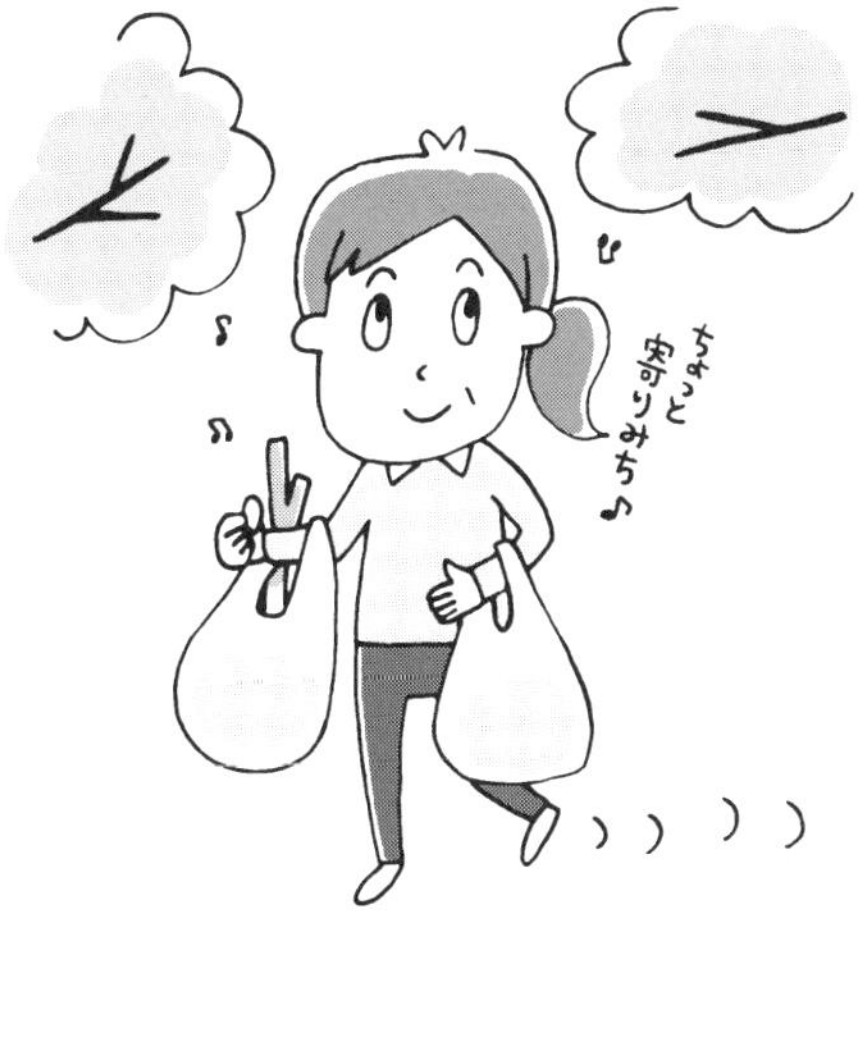

今まで長く続けたことを見直す

好きなことで脳のルートを強くすると言われても、すぐには思いつかない方も多いでしょう。そのようなときには、昔から時間をかけてやってきたことにヒントがあると思います。たとえば、子どもを何人も育て上げてきた方は、人を成長させることに喜びを感じるかもしれません。人とかかわることが得意だったり、小さいことでもこつこつと積み上げ、大きく育てることが好きなのではないでしょうか。孫の面倒も定期的にみられれば、もしかしたら、今までに子どもを教育してきた経験が役立つかもしれません。

日記をこつこつと続けている方もいらっしゃるでしょう。そのような方は、身の回りで見聞きしたこと、感じたり考えたりしたことを記録したり、言葉にまとめるのが好きなのかもしれません。そこで、今までつけてきた記録をまとめたり、要約したりしてみると、家族にも喜ばれるのではないでしょうか。さらに、今までのように日記帳に記録するだけでなく、一日一句、俳句や川柳を書き加えたり、筆ペンで書いてみたりと、何か変化を加えてみると、何年後かに、工夫を重ねてきた歴史を振り返るのが楽しいと思います。

料理を毎日してきたという方は、自宅で味噌《みそ》づくりに挑戦してみたり、何種類か野菜を育ててみたり、パンを焼いたりすることで、「これは好きだ！」というひらめきがあるかもしれません。もう少し先に進もう、もう少し他のこともやってみようという手間が、少しずつ各脳番地へのルートをつくっていくきっかけになります。

ただただ楽しくて食事も忘れるほどだったようなこと、つまり疲れを知らないほど使いやすい脳番地をもっていると、バーベキューのときに使う着火剤のように、他の脳番地をも元気にして、脳を広く使うきっかけになります。

友だちと会うときに、話のタネとして昔みんなで夢中になっていたものを持っていくのもよいかもしれません。もしくは十代のときに聞いていた曲だけを歌うカラオケ大会など、ちょっとしたイベントを考えるのもよいでしょう。一緒に歌って盛り上がると、今度何か新しいことをやってみようかという気になります。そうしたらしめたものです。

長く続けた得意なことは、脳を動かしやすいことでもあります。普段の生活に、好きになれるヒントが隠されています。ぜひ隠された自分を発見し、チャレンジを続けてみてください。

好奇心を自分に向けてみる

子どもはどんなことにも興味津津《きょうみしんしん》ですが、大人は自分の生活圏内で目新しいことがなくなるにつれ、徐々に脳の成長スピードが衰えてきます。そんなときこそ、子どもに学んで好奇心を育《はぐく》み、脳を伸ばす生活をしたいものです。生涯、学習を続けるのも好奇心を落とさない一つの方法ですが、もっと身近なところから始めてみることです。

まずは、自分自身に興味を向けてみましょう。何十年も付き合っていれば完全に理解していると思いがちですが、果たしてそうでしょうか。

たとえば、どこの部分をマッサージすると調子がよくなるのか、どのような食品が元気の源になるのかを自分の体に問いかけてみましょう。

また、体重をはかるだけでも、一カ月のうちにずいぶんと変わっていることに気づくはずです。体重が減ったのは、運動を増やしたからなのか、食生活を変えたからなのか、それとも脳をたくさん使ったからなのかなど、体重を通して自分の生活をもっと詳しく研究することができます。

あるいは、その日に気がついたことを一行でも書く「発見メモ」をつける生活はいかがでしょうか。明日には忘れてしまうような小さなことを書き残すことで、自分がどのようなことを考えていたか知る手がかりになります。携帯電話の予定帳に書き込んだり、身の回りにメモ帳を用意しておくなど、すぐにメモをとれるように準備しておくことがポイントです。

さらに興味の対象を広げて、家族や親戚《しんせき》、友人などのことを観察して書きとめてみると必ず発見があるはずです。相手に関心をもつことで、いっそう人間関係がうまくいくことでしょう。

当たり前のことを見直すことから、好奇心の芽は育っていきます。まずは一つのことに強く興味をもってみましょう。そこがワクワクの出発点になって、子どものもつチャレンジ精神がよみがえってくるはずです。

好奇心が旺盛《おうせい》なのは、脳がルートをつくっている最中で、表面に現れている脳の成長の印です。

一つ新しい経験をしたら、さらに新しいことが見えて、もっといろいろなことが知りたくなります。新しい体験のたびに、脳もこのような好奇心のつながりで、ずんずんと伸びていきます。

自分の嗅覚を使ってにおい感覚を磨く

年齢を重ねるにつれて音が聞き取りにくくなるのと同様、嗅覚《きゅうかく》も敏感さを失っていきます。ですが、それにかまけて何もしなくてよいというわけではありません。

とくに、認知症の初期には嗅覚の低下が起こります。その原因の一つは、嗅覚の中枢《ちゅうすう》でもあり、感情の中枢でもある脳番地の働きが、低下するからです。詳細はまだはっきりとはしていませんが、感情系脳番地の嗅覚の中枢を普段からよく使っておくことが、認知機能低下の予防にもつながると考えています。

そこで、香りを楽しむ生活をおすすめします。食べるときには目で楽しむだけでなく、香りも楽しみ、また花を見るときも色形だけでなく鼻で愛《め》でられるくらい鼻をきかせた、脳を刺激する生活を極めたいものです。

街中では無臭が好まれているので、においを意識することは少ないでしょう。樹木や草花に囲まれた田舎《いなか》と違って、都会では香りをかぎ分ける能力が育ちにくいかもしれません。また、煙草《たばこ》の煙に囲まれる機会がある人も要注意です。

ともすれば人工的な香りが蔓延《まんえん》する現代ですが、自然のもつ複雑な香りほど、奥深いものはありません。香りは目に見えないので、自分が何の香りをかいでいて、それがどんなにおいかというのを説明するのはたいへん難しいことです。それにあえて挑戦してみましょう。日記をつけている方は、どんな花がきれいだったかだけでなく、どんな香りがしていたかなど、記録につけてみるとよいでしょう。料理の、食材の買い物やメニューにも常々香りを意識して、香りと親しんで生活しましょう。

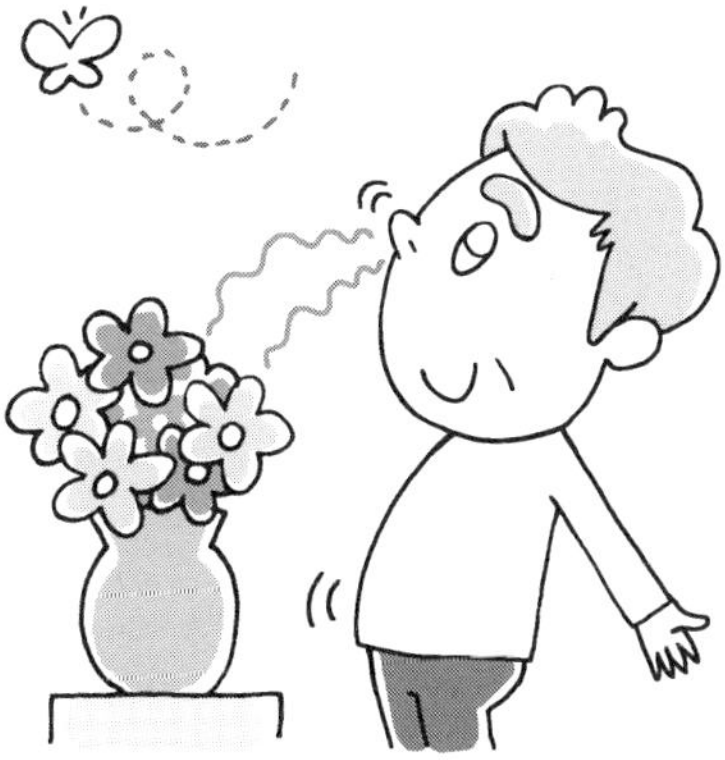

脳の食事を三つ、しっかりとる

脳が成長するために最も必要とする要素、つまり脳の食べ物とも呼べる要素が三つあります。

一つめは口からの食べ物、二つめは鼻や口から吸う酸素（空気）、そして三つめは自分が活動して体験することで脳に入る情報です。

これら三つをすべてとることで、脳は成長していきます。脳に適度にあたえてやることが大切なのです。

食事と酸素は学校でも習うことですが、体験が脳を育てることについては語られることがありませんでした。脳を育てる体験とは、何を指すのでしょう。

脳の神経ネットワークは植物によく似ており、脳の成長は、植物を例にすることができます。その場合、体験とは太陽の光のようなものです。植物は太陽にあまり当たらなくなると、しおれて元気がなくなります。だからといって水や肥料をたっぷりあたえても、元気を取り戻すことはありません。植物が健やかに育つには水や肥料と同時に、太陽の光もまた必要なのです。

脳の形をＭＲＩで見ても同じことが言えます。元気のない脳は、やはりしおれて写ります。しかし、たとえ脳の一部が壊れていても、やる気に満《み》ち溢《あふ》れている脳は元気に見えるのです。体験とは特殊なことではありません。日常生活のなかで充分できることです。

・歯磨きをするときに利き手と反対の手で磨く
・いつものテレビをラジオにしてみる
・家計簿の計算を筆算でやる

など、頭をやわらかくして、ちょっとしたことに気づくことが新しい体験を生みだし、脳を明日へと成長させる活力となります。

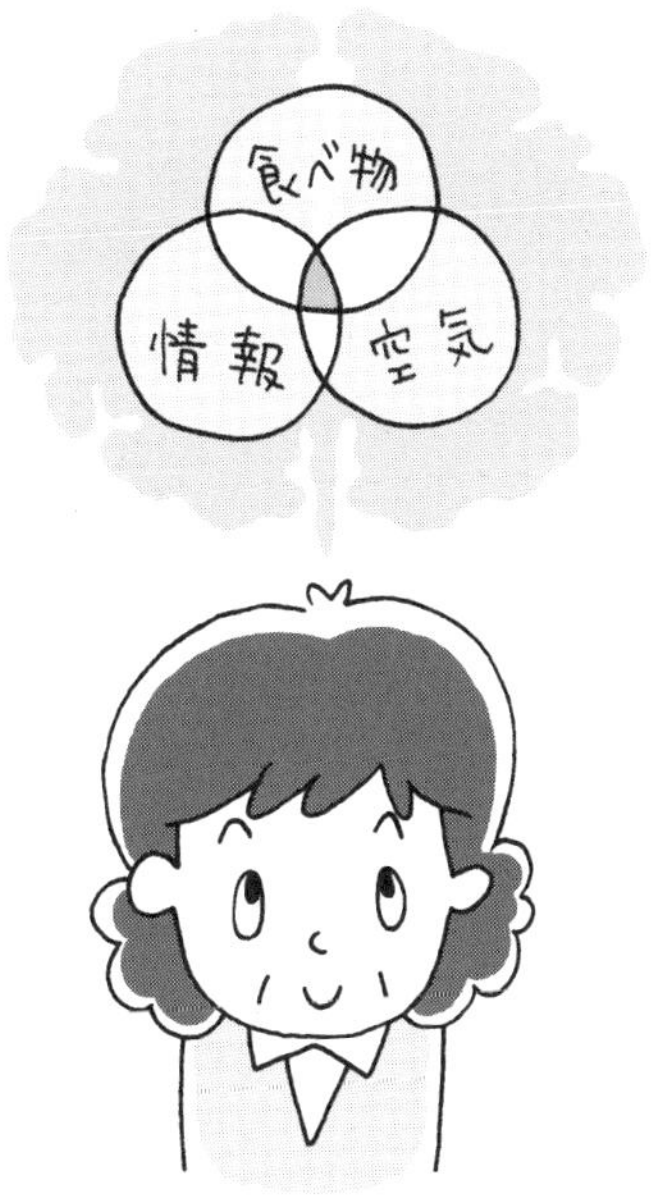

〝すべき〟から〝したい〟へ切り替えて現役生活を続ける

脳に定年はないと繰り返していますが、脳だけでなく体全体で考えても定年という概念はないといえるでしょう。

ですから、六十五歳前後をなんとなくの区切りにして、あとは悠々自適などと考えるのはやめましょう。脳も体も死ぬまで働きつづけていますから、これからは百年から百二十年の天寿を全うすることに意識を切り替えたいところです。

では、何が現役生活かということですが、それはとても簡単なことです。人は、生きている限りは現役です。大事なことは、「退職」「年金生活」「定年」などといった言葉に惑わされず、自らのやりたいことは少しずつでもやっていくという姿勢です。もちろん自動車の運転など、万が一のことが起こりうる物事はおすすめできませんが、日常生活の範囲でなるべく活動量を落とさず、できることは時間をかけてでもしたいものです。

主婦の方も、今までは子育てを〝すべき〟、家事を〝すべき〟と、義務として感じていたことが多かったのではないでしょうか。それらの「義務」から解放された今こそ、〝～したい〟と、自発的な行動に切り替えていくことが大切です。若い頃は、無意味だと思ってもすんなり頭に入ってきますが、年齢を重ねると、自分にとって意味のあることに、より脳が活動しやすくなります。とくに定年まで十年と迫った五十代の方たちは、余計に、この〝したい〟という意志をもつようにしましょう。そうすれば前頭葉が発達し、定年を迎えても自分に必要な体験をどんどん引き込んでくれる力の源になるはずです。

また、老若男女誰でも、できないことはいくらでもあります。ですから、臆《おく》することなく、できないことを周りに頼んでもよいのです。頼まれた側も、すぐに「一人でしないと……」とはねつけるのでなく、お互いに無理のかからない範囲で助け合いましょう。もちろん、こちらから頼んでもよいのです。常にお互いの役割や立場が確保されていることで、脳の活動も活発に維持できます。役目が終わったから隠居すると考えるのではなく、役目が変わったらお互いに助け合いながらそれを全うする、という考え方に変えていくことが大切でしょう。

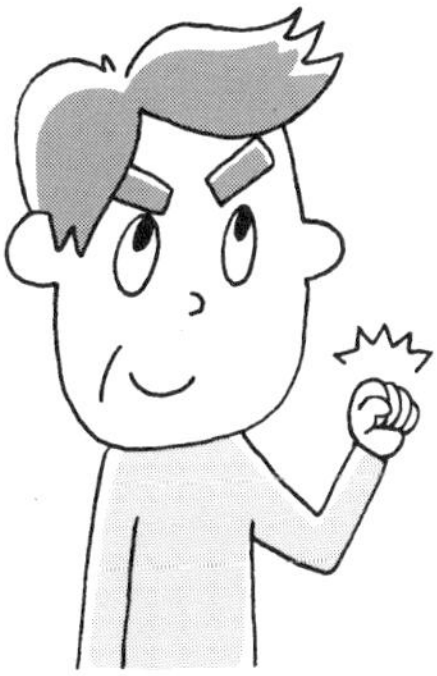

五感と脳の使い方を時々変える

脳の広い領域を使う生活も大切ですが、使った脳を休ませることも同じように大切です。特定の脳番地だけに過度な負荷をかけすぎると、場合によっては症状が出ない程度のストレスが起きたり、それが蓄積して心身に不調をきたすこともあります。そこで、よく使っている脳番地を定期的に休ませることが大切です。

まず、脳全体を休ませるには十分な睡眠が欠かせません。睡眠が不十分なときは、短時間の昼寝も効果的です。

しかし、すぐに眠るわけにはいかない場合、あるいは特定の脳番地を休ませる場合は、他の脳番地を使うことをおすすめします。

使う脳番地を変える、いちばん簡単な方法は、視点を変えることです。

たとえば、下ばかりを見ていた人は一つの星を十秒間見つめたり、せかせかと歩いていた人は歩くスピードを遅くしたりすると、視野が広がります。遠くをぼんやりと見てしまう人は、自分の指のしわの数を数えてみたり、子どもやペットの目線で部屋を歩いてみたりと、普段は無意識でやっている視点の移動を意識的に変えてみるのです。

とくに、何かにのめりこみやすい、がんばりすぎてしまう、さまざまなストレスを背負い込みやすい人こそ、このような視点や視野を変える習慣をつけたいものです。

また、違う器官を使うことも方法の一つです。

目をよく使っていた方なら、視覚系の脳番地を使わないように、耳を使って歌詞のない音楽を聴いてみることで、使う脳番地を変えることができます。動物や植物の世話ばかりしていてあまり人と話をしない日が続いたら、休日にはカラオケに行ったり、友人と長電話をしたりすることで、違う番地を使うことができます。

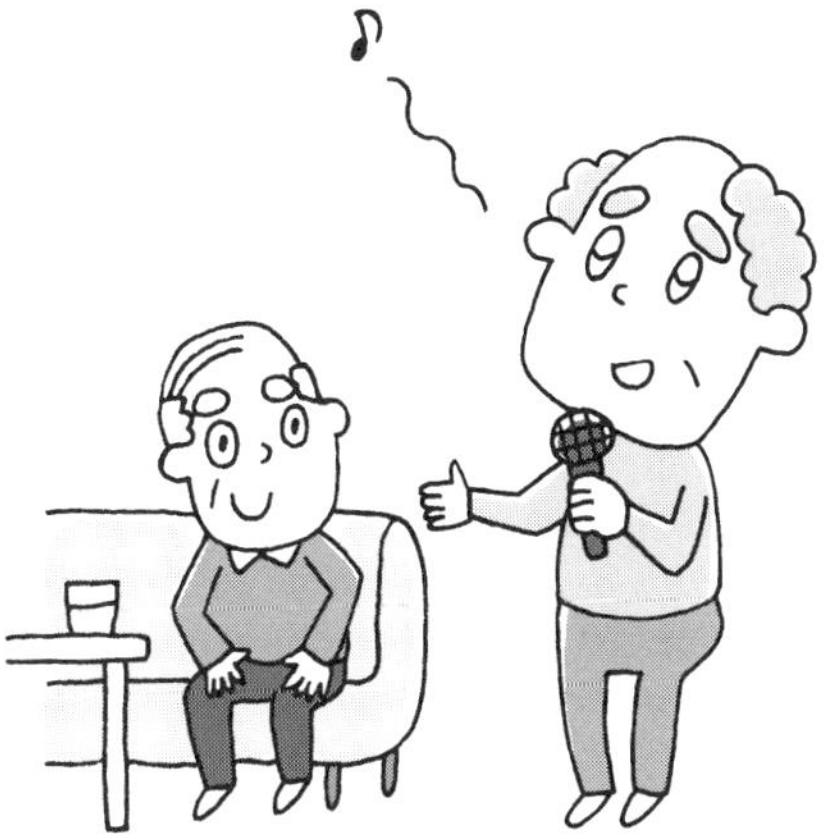

生活習慣病の影響を最小限に抑える

脳のMRIを診断していて感じるのは、欧米人と比較して、日本人には、脳の中の線維《せんい》に微小な脳梗塞《こうそく》が多いということです。実際に、

「以前に脳のMRI検査を受けたとき、軽い脳梗塞があると診断されました。四十代女性にはよくある症状と軽く言われましたが、脳番地を使っていくうえで支障があるのでしょうか?」

という相談を受けたこともあります。

脳のMRI画像で認められる「微小脳梗塞」は、症状として表に出るには時間がかかります。むしろ、これは「無症候性の微小脳梗塞」といって、初期には表に症状が出ないものがほとんどです。ところが実際には、直径0・5㎜から2㎜程度の小さな微小脳梗塞が増えてくると、微少な梗塞の数が多ければ多いほど、その数に比例して、思考のスピードが低下し、物事に対する反応が遅くなる場合があることが報告されています。

これを筆者は「脳の枝枯れ」と呼んでいます。

微小脳梗塞は、三十代後半から脳に点在している人もいれば、四十代、五十代でも全く

ない人もいます。

暴飲暴食など不規則な生活やストレスで、早期に起こる場合があります。加齢に伴って増加もします。このように、原因は複数考えられますが、なかでも肥満、高血圧、糖尿病などの生活習慣病では、脳の老化を早めることがわかってきています。

せっかく脳を鍛えて脳内ネットワークを育てたのに、木に虫がつくように、微小脳梗塞によってネットワークに傷が入るわけですから、脳の健康から考えて、いい方向ではありません。生活習慣病になる要因を減らしていきましょう。

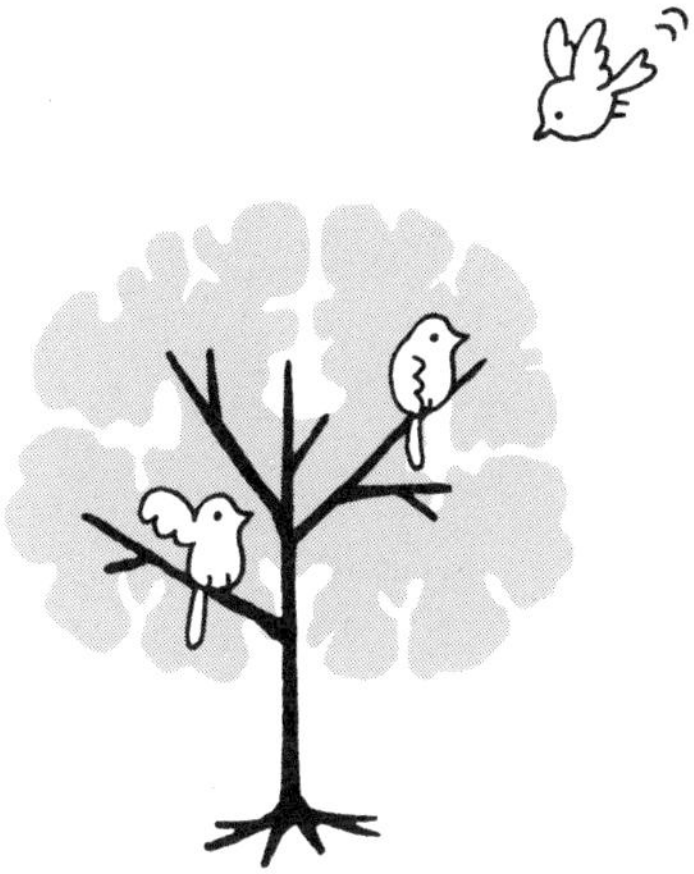

すぐに怒らないように心がける

記憶を司《つかさど》る海馬は、酸素を使わないと神経細胞が働かず、脳は記憶、成長していきません。酸素は、記憶するときにも記憶を思い出すときにも消費されます。ところが、すぐに思い出せた場合と思い出せない場合では、脳の中での酸素の使われ方は大きく異なります。

すぐに思い出せた場合は、その記憶にかかわる特定の脳番地で、酸素がすんなり神経細胞に使われるので、脳に血液が増えて血圧が上昇するのはわずかです。一方、すぐに思い出せない場合、自分の意識は脳の記憶場所を延々と探しつづけます。使われる予定の血液がどんどん供給されますが、その結果ほとんどがハズレなので余分な血液中の酸素がうまく消費されず、どんどん血圧が上昇していきます。こうなると、頭に血が上る状態でイライラしやすくなります。不完全な答えのまま時間が経過すると頭がカッカするので、これを下げる方法は自力で思い出して完結するか、人から答えを聞いて安心するかです。

ですから、一つひとつわかろうとしてじっくりと答えを見つけたり、素直に人の話を納得しながら聞く心がけが、急に脳の血圧を上げない方法です。これは脳の血管にも優しい心がけです。要するに、脳の働きの効率が悪くなると、自然に怒りやすくなるのです。

文明の力に頼るのは、ほどほどにする

ＩＴ時代に入ってずいぶんたち、すっかりパソコンや携帯電話などの電子機器類を使う高齢者も増えてきました。これらの機器というのは、生活を助け、便利にします。しかし一方で、それに頼りすぎてばかりいるということは、本来、脳番地がしていた仕事を、そのようなＩＴ機器に任せるということです。

たとえば、あなたは身近な人の電話番号をいくつ言えますか？　すべて携帯電話に覚えさせていませんか？　あるいは、ちょっとメモすれば済むことでも印刷してしまって、自分の手で書くという行為が減っていませんか？　階段を使うかわりにエスカレーターを使ったり、小銭を出すのが面倒でクレジットカードやＩＣカードで支払ったりと、今やすべて、脳がしていた仕事を機械が代わりにやってくれている状態なのです。

脳を使わなければ、何歳であっても、脳の老化が進みます。使わない筋肉がやせ衰えるように、脳も使わなければ萎縮するリスクが高まります。

文明に脳の仕事を奪われないで、まだまだ元気なうちに、しっかりと〝あえて脳に仕事をさせる〟習慣をつけましょう。

時には生活のバランスを崩してみる

脳を育てていく段階としては、時には自分の頭の使い方に揺さぶりをかけることが、重要なステップとなります。

脳を成長させるには、体調がよいことが重要な要素です。体調が悪いと、脳はそれをととのえることに酸素やエネルギーを使います。そのために、目的としている脳番地にじっくり集中した生活ができなくなります。たとえば、体調のコントロールのために90％のエネルギーが使われているとしたら、他の働きができるのは残りの10％しかありません。おのずと脳の働きが鈍っていると、わたしたちは感じるわけです。

このように、体調と脳の働きは無関係ではありません。日々の食生活や体調管理を心がけていると、心身と脳の働きの変調に、非常に敏感になってきます。

体調がととのっているのが前提ですが、そのうえで、時々朝三十分遅く起きてみる、いつもの散歩を一時間延ばしてみるなど、わざと生活のパターンを変えてみましょう。いつもの脳番地の使い方を変えることで、それが刺激となり、結果、得意な脳番地がさらに伸び、育っていない脳番地を使わざるを得なくなって、そこもまた伸びることになります。

第7章

挑戦してみたい自分を一歩高める方法

六十の手習いで社交ダンスを始める

六十の手習いで社交ダンスを始めてみました、とおっしゃる方がいます。ダンスは、人との交流あり、運動ありと、脳にとってよいことが盛りだくさんな趣味です。

教室は敷居が高くても、地元のサークルや、公民館などでは初心者の方でも通えるクラスがあるようです。社交ダンスでなくても、日本舞踊やフラダンス、最近若い人たちに流《は》行《や》っているベリーダンスでもよいでしょう。

まずは実際にやるかどうかを決める前に、話題づくりという軽い気持ちで、近所に活動をしている団体はあるか、自治体の広報誌や地元の情報誌を手にとってみるのが第一歩です。夫婦、親子で挑戦してみたら、食卓の会話が弾んだり、週末には家族で発表会に行ったり、という思わぬ発展があるかもしれません

ダンスに限らず、お稽古事《けいこごと》や仕事など、何事も始めるのに遅いことはありません。六十歳でも七十歳でも、新しく始めたことは必ず脳番地（三五ページ）へのルートを伸ばし、老化に強い脳をつくります。大事なのは幅広く新しいことを試し、それを続けることです。

資格・検定に挑戦する

資格・検定に挑戦することは、試験の日までの計画を立て、合格ラインを目標として設定し、期日までに勉強することであり、脳をうまく働かせる一つの方法です。さらに合格できれば、達成感も生まれ、それを人のために役立てることもできます。

資格取得を原動力に生涯、勉強することで今まで使ってこなかった脳番地を使い、さらには新しい知識や技能、同じ志をもつ人と出会うことでさらなる好奇心が湧《わ》いてきます。

その他、目標に向かって脳を使うことができるのであれば、資格以外にも文学賞や俳句コンテスト、ダンスのコンクールなど、締め切りがあって腕試しができる機会はたくさんあります。最近は市民講座や社会人向けの大学など、教育機関でも世代を問わず勉強することができ、生涯にわたって勉強する環境が整いつつあります。通信教育やゲーム機器でも勉強ができるなど、勉強はもはや学校だけでやるものではなくなっています。さらに勉強の成果をまとめて発表したり、外に出てフィールドワークをしてみましょう。一つの興味をきっかけに活動の輪を広げ、発信と活動、そして交流を進めていくと、そこで新しい友人ができたり、知識が増えたりして、いっそう脳が充実してきます。

旅行やイベントごとでは幹事を買って出る

旅行というのは何歳になっても心をワクワクさせます。ストレス発散にもよいですし、昔を思い出したり、新しいことを覚えたりする機会が多いので、記憶系脳番地にはとてもいい活動です。また、歩行数も普段より増えることが多く、運動系脳番地にも最適です。

しかし、高齢になればなるほど「連れられて行く旅行」が増えているのではないでしょうか。旅行計画は子ども、あるいは旅行会社のパッケージツアーに任せ、自分は当日ついて行くだけ、という旅行をしている方も多いと思います。しかし、たとえば二十年前の働き盛りの頃は、子どもたちや親たちを旅行に連れて回る立場だったのではないでしょうか。高齢になって率先してやることが減るというのは、すなわち脳番地を使う機会が減るということです。活動量が減った脳は、老化が進み、認知症のリスクが高まります。

そこで、家族や友人たちと旅行することになったら、ぜひ幹事役を買って出てください。そのほうが脳を使い、自分の思いどおりに旅行をプランできて、楽しい旅行になりそうではありませんか。何時の電車に乗り、次はどの路線のバスに乗るのか、昼食はどのレストランがいいだろうか、宿はどこがいいだろうか、宿周辺は何があるのかなど、旅行を計画しはじめることで、思考系脳番地を使います。できれば旅行計画を「旅のしおり」のような紙面にまとめることをおすすめします。

旅行のプランをツアー添乗員さんに任せないで、ぜひ自分でプランを立てて、同行者を連れて歩いてみましょう。なかなか旅行まで行く時間がとれないという人は、同窓会や食事会などの幹事を買って出てみましょう。

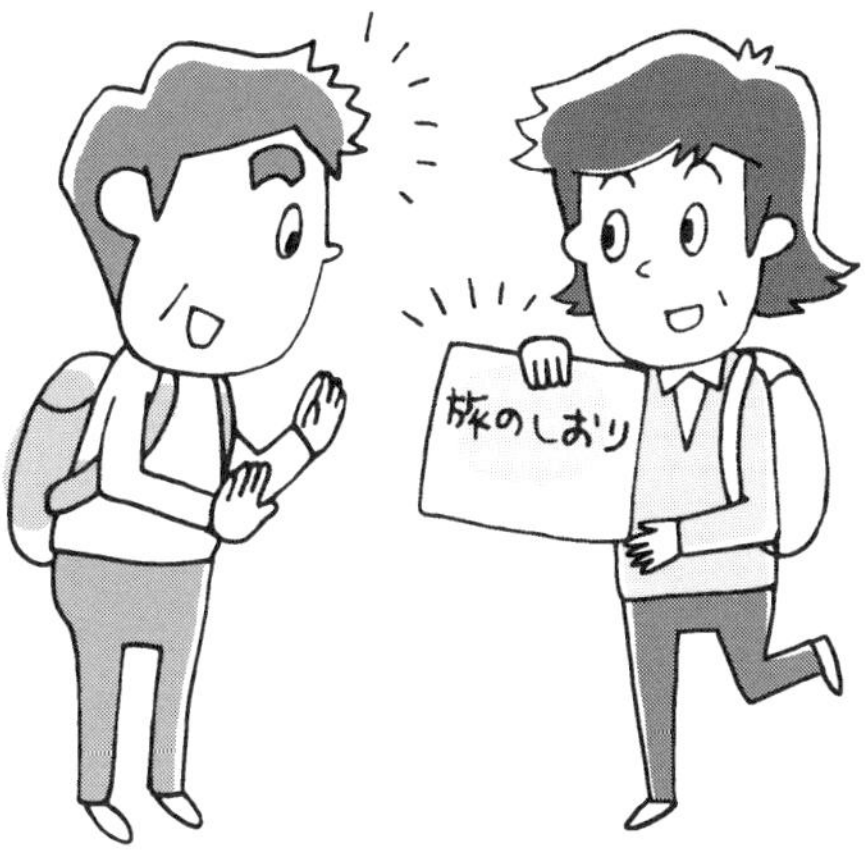

旅先で自分へのご褒美をつくる

旅行することは、自分の行動範囲を広げ、足腰を強くすることなどにもつながりますが、心がけ次第でいっそう自分の脳を楽しく育てることができます。

それには、「必ず一つは、自分にご褒美をつくる」と決めることです。このご褒美は、必ずしも物でなくてもよいのです。わたしは先日、講演旅行の際、歴代の首相や大臣の書を拝見する機会がありました。同郷の元総理大臣による『微風和暖』の書を見つけて感動しました。「今の日本国家を熟慮するとき、果たして『微風和暖』となっているのだろうか。今、懐の広い政治家を国家に育てないと、日本の未来は危ういのではないか」という思いを強くして後にしました。このような感想が生まれてきたのもご褒美です。

旅行中に自分にご褒美がもらえるとなると、自然に好奇心旺盛《おうせい》になって、関心や疑問をもち、人に尋ねたりして、脳のいろいろな場所が使われることになります。年齢を重ねると、まず頭で考え、「これは知っている」と自分の経験に照らし合わせて簡単に受けとめてしまいます。年齢で自分の可能性を枠にはめてしまうのではなく、豊富な人生経験があっても常に新たな気持ちで物事と向き合うことで、脳を成長させることができます。

昔好きだった本を読み返す

先日、山口県湯田《ゆだ》温泉に宿泊しました。道路側にある看板に目をやると「中原中也《なかはらちゅうや》記念館」とあり、十代の終わり頃、文学に陶酔し、詩人にも作家にも憧《あこが》れを抱いていたことを懐かしく思い出しました。中原中也の名前を目にして、思いがけないご褒美をもらった気持ちでさっそく記念館に行ってみました。こうした偶然のチャンスがあったことで、新しい認識や発見がありました。三十年以上も前に心を躍らせて読んだ文学作品をもう一度読んだり、故郷を訪ねることは、以前とは違って成長した脳で臨むので、新しい発見がありま す。今の自分と昔の自分を比較する記憶力を刺激します。

脳の成長は、「知識のつながり」がキーワードです。もともと知っていた知識にプラスして、何か新しく覚えた知識や思いついた考えによって、どんどん知識がつながり、それとともに脳も成長します。何度も述べているとおり、認知症は、最近の出来事を記憶しにくいのに比べて、昔の記憶は、しっかり脳の中に定着して忘れにくいのです。三十年以上も前の出来事で楽しいことがあったなら、その喜びを発展させる旅に出ることは、脳を前向きに育てることになります。

聴覚系と視覚系、どちらの記憶が得意かを知る

いくら言葉で言われても、覚えられないことがあります。人に道を聞いても、「あの道の角を右に行って、しばらくして三つめの信号を左に行って、最初の四つ角を右に行った三軒めです」などのように説明が長いと、言われるそばから忘れていきます。認知症を心配する人もいるでしょう。

この場合、数年前まで覚えていられたのに最近できていないのか、昔から苦手だったのかで、意味合いが変わります。前者であれば、最近疲れていないか、少しやる気が失《う》せて鬱《うつ》の気分になっていないかを考え、思い当たる節がなければ、早発の認知症の可能性も出てきます。しかし、後者であれば、もともと長い文章を聞き取って覚えるという、聴覚系記憶が苦手な脳の短所が原因です。

多くの人の脳をMRIで検査をした結果、物忘れをする人の脳の特徴は、聞いたことを忘れるタイプと見たものを忘れるタイプに分かれることがわかってきました。もちろん、この他にもさまざまなタイプがあるのですが、大別すると、耳から入った情報を忘れやすい「聴覚系物忘れ」と、目から入った情報を忘れやすい「視覚系物忘れ」に分かれます。

人は、聴覚系記憶と視覚系記憶の両方をともに長所として成長させることが困難なようです。大雑把《おおざっぱ》には、どちらかに傾いた脳の特徴をもっています。その結果、どちらか一方が得意で、もう一方が不得意になります。とりわけ不得意とは言わないまでも、意識しないと記憶が難しかったり、考えが回りにくかったりしているようです。

この違いはＭＲＩで鑑定すると見分けることができますが、自分で確認することも、比較的簡単にできます。

たとえば、知り合いの顔はよく覚えているのに名前を思い出せない場合は「聴覚系物忘れ」です。過去の出来事を思い返して、何が起きたかスラスラ言葉に表せるのにその情景を描けないのは「視覚系物忘れ」です。

このように、誰《だれ》しも得手不得手は、あるものです。脳はそもそも偏った成長をしやすいのです。ところがこの長所・短所は、五十歳以上になってくると、頻繁に使う長所の脳番地と稀《まれ》にしか使わない短所の脳番地というように、偏りが、より顕著になってきます。使っていない脳番地は衰えやすいので、短所も手入れが必要なのです。

そのためには、自分の脳が「聴覚系物忘れ」と「視覚系物忘れ」の、どちらのタイプなのかを知って、対策を立てておくことが大事です。

聴覚系物忘れの人は、

①一度聞いたことを復唱して、再確認する

②メモをとり、ビジュアル系記憶に変換する

③家族に会話や商談をタイピングしてもらうなど、手を借りる

視覚系物忘れの人は、

①携帯電話やデジカメなどで写真を撮る

②メモに図を書く習慣をつける

③必ず現物を手に取り、触って確認する

などの工夫をすることをおすすめします。

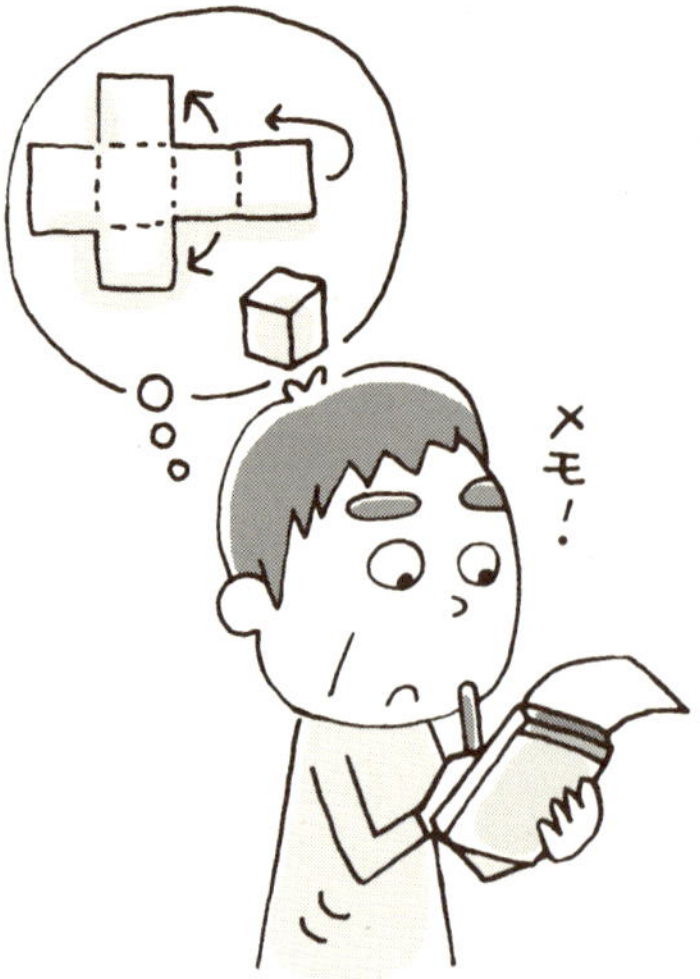

普段と反対の役割を務めてみる

私たちは社会のなかで何らかの役割をもっており、その役割に合った考え方や行動をしています。たとえば、会社の経営者ならば、なかなか部下のやるような仕事をやるわけにはいきません。そうすると経営者は経営者なりの脳の使い方、部下は部下なりの使い方になるわけです。脳番地から考えれば、社長は部下の脳番地の働きが鈍くなってくるということです。そこには脳の短所が生まれます。それを補強するのが、社会活動を自主的に行なうということです。簡単に言えば、自分の立場を会社や家庭以外のところで変えるということです。脳に刺激をあたえるために、従来とは違う役割を務めてみるのです。

たとえば、かつて管理職だった人は町内会の下働きを買って出る、会社で部下だった人は参加者のまとめ役についてみるのです。「いつも買い物は私で、夫は何もしていない」という人は、実は買い物がマンネリ化していて、買い物での脳の刺激が乏しくなっています。そんなときは、週末にはご主人を伴って買い物に出かけ、ご主人に物を選ばせて、それをじっくり観察することも役割を変えることになります。これまでとは立場を変えて行動することで脳の使い方が変化し、未熟なまま眠っていた脳番地が活性化していきます。

感情に変化のある日々を送る

感情系脳番地は、脳の前頭葉に位置し、同時にまた、海馬《かいば》を含めた記憶系脳番地とも隣接しています。このため、喜怒哀楽の感情をあらわにすると、記憶にダイレクトに影響します。映画を見て感動したり、失礼な対応に怒りを感じたりして、感情が大きく揺さぶられると、記憶に残りやすくなるのもこのためです。感情が豊かな人ほど、ボケにくいともいわれます。

感情系脳番地をどのように伸ばしていくかは、ここ十年間の筆者の研究テーマでもあります。いま言えることは、

①感情系脳番地は、ゆっくりじっくりと一生かけて伸びていく番地であること
②感情は時間がたてば変わり、さらに、ずっと連なっていくものであること

という二点です。さらに、

①人生経験を積むこと
②人と接して多くの気持ちを理解すること
③自身の人間力を高め、向上させること

これら三つのことが、感情系脳番地を伸ばすと考えています。

経験や人との出会いを通じて、わたしたちは感情の抑え方を身につけていきます。

「自分の感情を出すことによって感情系脳番地が発展していくのはわかるのですが、感情を抑えつけることによって得られるものがあるのですか？」という質問をいただいたことがあります。感情を抑えるためには理解力を働かせる必要があります。今ある感情を、まず理解系脳番地へ情報を送って処理することで、情報の質を変えてしまうのです。

その一方で、感情を抑えるだけで脳番地が充分育つかというと、もちろん解放も必要です。感情を発散させるとその場の雰囲気を壊してしまうと考える方もいらっしゃるでしょうが、感情は時間がたてば変わることまで考えて、抑えるべきか否か、先を見て判断することが望ましいでしょう。

「本を読んだ」「運動した」というのは一つの脳番地しか使っていませんが、「動いて、気持ちいい」「見て、きれい」「聞いて、感動した」という場合、二つの脳番地を使うことができます。感情を働かせると、運動系脳番地や理解系脳番地などと、感情系脳番地の二つにまたがって脳番地を使うことになります。

普段から何をやっても感動する場合は別ですが、動いたり、見たり、聞いたりすることに比重が高い場合は、自分の行動に対して「精いっぱい動いて」「よく見て」「よく聞いて」という言葉であらわしてしまうケースが多いようです。個人差はありますが、感情系とあわせて働かせることができるよう、自己判断しながら、感情に変化のある生活を送りましょう。それが脳の成長には望ましいのです。

さらに付け加えるならば、乙女心《おとめごころ》は歳《とし》をとりません。いくつになっても女性には可憐《かれん》な乙女の気持ちがあるものです。男性は、女性の乙女心を気遣い、女性も乙女心を忘れないことが、いつまでも女性として、あるいは男性として、感情を豊かに保つ方法です。

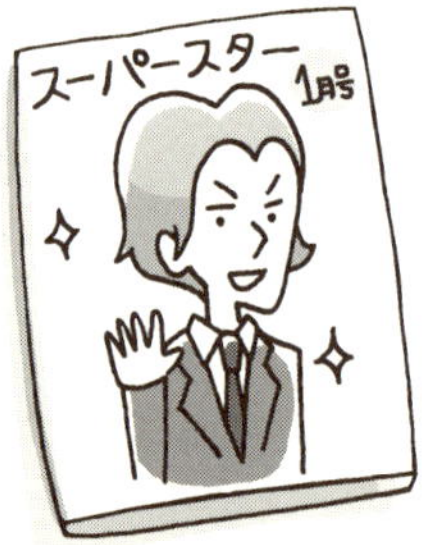

第8章

時間を意識して海馬（かいば）を鍛える方法

時間を気にするクセをつける

時間の感覚と記憶力の善《よ》し悪《あ》しには、密接な関係があります。記憶の中枢《ちゅうすう》の一つである「海馬《かいば》」は、時間を意識すると途端に活発に働くようになります。

猫の手も借りたいほどに多忙だと、わたしたちは時々物忘れをします。それは、多忙すぎて時間の感覚や物事の流れ、順序が十分に記憶できていないからです。

ですから、時間がルーズになると記憶の中枢である「海馬を鍛える」ことが疎《おろそ》かになっているといえます。海馬を鍛えて記憶力をアップするためには、物事の復習時間をじっくりとること、予定を立てて実行するように行動することが重要になります。

また、記憶には、笑える話や人のうわさ話はよく覚えているのに勉強したことはすぐ忘れてしまうという特徴もあります。

なぜかというと、脳は体験した物語のほうが覚えやすく、かつ脳が働きやすいからと考えられます。笑える話や人のうわさ話は、一つのストーリー、出来事として体験しているので、脳の中の海馬が働きやすく、記憶として定着しやすいのです。

ところが、いきなり勉強したことは、なかなか自分にとって物語になりにくく、定着しません。繰り返し学び、人と議論してこそ、脳に定着してきます。ですから、勉強は、根気が必要だということになります。

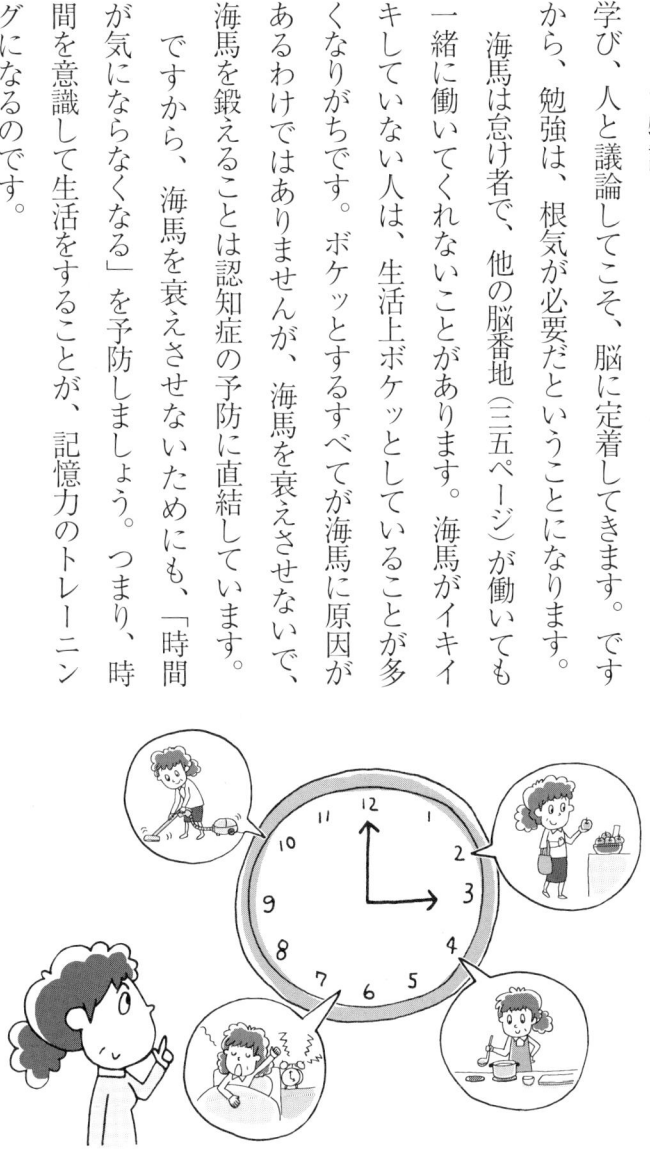

海馬は怠け者で、他の脳番地（三五ページ）が働いても一緒に働いてくれないことがあります。海馬がイキイキしていない人は、生活上ボケッとしていることが多くなりがちです。ボケッとするすべてが海馬に原因があるわけではありませんが、海馬を衰えさせないで、海馬を鍛えることは認知症の予防に直結しています。

ですから、海馬を衰えさせないためにも、「時間が気にならなくなる」を予防しましょう。つまり、時間を意識して生活をすることが、記憶力のトレーニングになるのです。

決まった時間に寝る

決まった時間に寝ることは規則正しい生活を送るうえで、欠かせない習慣です。同時に、睡眠周期を一定に保つことで脳にあたえる負担を減らし、認知症にかかりにくい脳を育てることができます。最近では、不眠症や夜型の人は、心の悩みを抱えたり精神が不安定になったりする確率が高いことがわかってきました。逆に考えれば、安定した睡眠をとる人は、心も精神も健康ということになります。たまの夜ふかしも、ほどほどにしましょう。

まずは、しっかりと眠りにつくための準備が必要です。夜にしっかり眠れるよう、日中のうちから準備をしたいものです。季節にかかわらず太陽の光を適度に浴びることで、体内時計をきちんと機能させましょう。とくに冬の間は寒くて外に行くのも億劫《おっくう》になりますが、室内の明かりでは不十分なので、高照度の照明を置くか日の光を積極的に室内に入れることで補いましょう。

そして、頻繁に買い物に足を運ぶようにするなど、機会をつくって外に出るようにしたいものです。毎朝、毎夕に家の外をそうじしたり、乾燥機に頼らず洗濯物を外に干すだけでも、日光を浴びることができます。眠りにつくには適度な疲労が大切ですから、日光浴もかねて散歩や体操など軽い運動も取り入れたいところです。

また、質のよい睡眠をとる工夫もしてみましょう。室内を適度な温度、湿度に保ちましょう。寝る前にトイレに行ったり、長時間の昼寝を避けたりすることで、夜中に起きてしまうのを減らすことができます。また、マッサージやストレッチで体をほぐし、音楽や香りで気持ちを落ち着かせて、心身ともに眠りにつきやすくさせる準備も大切です。

寝る前にその日にあった良いこと、悪いことを一つ思い出したり、明日の予定を簡単に立てたりして、思考系脳番地に一日が終わることを意識させるのも、眠りにつく助けになります。しっかり眠り、明日の朝には、その日の計画をしっかり実行できる気分をつくりましょう。

朝起きて、その時の月日や時間を考えることもよいでしょう。今、自分がいる時間と場所、やるべきことを把握している能力は「見当識《けんとうしき》」といって、社会生活をするうえで最低限必要なことです。ぜひ毎朝、月日や時間と一日のスケジュールを考えることを習慣にしてください。余力のある人は、一日の予定だけでなく、今月の重要な行事のスケジュール、準備の段取りなどを考えてみましょう。朝が難しい人は、寝る前のわずかの時間で明日一日に思いをめぐらせましょう。

十七時から十九時の睡眠、昼夜逆転の生活は避ける

歳《とし》をとると朝早く目覚めてしまうというように、加齢と睡眠は深く関係しています。日常生活において、一日のうち浅い昼の眠気と深い夜の眠気の二つが生じます。眠ろうとするときの体は、皮膚の温度は高く、深部（直腸）体温は低く、眠りにつきやすくなるように、自然に調節されています。

若くてバリバリ仕事や家事をこなしていたときには深夜の一時、二時まで平気で起きていられたのに、定年を過ぎるくらいの年齢になると、夜九時頃には眠くなり、朝の四時頃にはなんとなく目が覚めてしまうという人も多いようです。

実は、眠りに適した時間帯というものがあるのです。

それは反対に、適さない時間帯もあるということです。これは、禁じられた時間帯（forbidden zone）と呼ばれています。赤ちゃんは別として、若年者では、だいたい十九時から二十時が、寝ないほうがよい時間帯です。たとえば、学校から部活が終わって帰ってきて、いくら疲れたからといっても、この時間帯に眠ってしまうと、今度は夜に眠れなくなり、夜更かしをしてしまうことになります。

これが高齢者になると、若年者よりも睡眠のリズムが二〜三時間早くなるため、寝ないほうがよい時間帯は、十七時から十九時になります。この時間帯は、体の深部体温がもっとも高くなりやすい時間帯で、睡眠に適さない時間帯なのです。仮眠は、脳と体を休めるために決して悪い習慣ではありませんが、できるだけこの時間帯を避けることが、夜しっかり眠るために大切です。

そもそも歳をとると、理想的な睡眠はなかなかとれなくなります。不眠にはいろいろな要因がありますが、日中の運動不足、そして「昼夜逆転の生活」が原因であることが少なくありません。

意識して、自分で寝る時間を確保する主体性を身につけることが必要だと思います。すぐには矯正できない人もいるかもしれません。しかし、適度な睡眠を確保するために、寝たいときにうまく寝ることも脳番地の訓練だと考えます。さらに、上手に寝る人は上手に考えられる時間を日中確保できるわけですから、寝ることは、思考系脳番地のトレーニングの一つにもなります。

五分の時間を見つけだす努力をする

「フルタイムで働いていて、仕事が一日の大部分を占めます。仕事のなかで『今日の挑戦』をしたいとき、時間が決められないときは、どうしたらいいですか?」という質問を受けたことがあります。この方の気持ちはよくわかります。私も一年間に千人以上の入院患者を受け持ち、病院に五日以上寝泊まりしたときは、休む時間も決められない状況でした。

しかし、このような切羽詰まった日常の場合でも、仕事す〝ベキ〟という姿勢を仕事し〝タイ〟に変えて行動することで、全身のエネルギーが満ちてくることを体験しました。

フルタイムワークや家事で忙しいなかでも〝ベキ〟だけに流されてはいけません。確かに、家事や仕事に追われていると五分の時間も惜しくなりますが、頭の働きが落ちてきてボーッとしてきます。逆に五分ぐらいの自由時間をとろうと考えると、それを楽しみに他のことができるようになってきます。要は楽しくやれるように考えてみてはいかがでしょうか。

一日の予定のなかで、「今日の挑戦・今日の希望」を実行する〝五分の時間〟を見つけだすことが大切です。そうすると、自分の一日をよく分析して、いちばんよい時間帯を選べるようになります。

好きなものを二週間我慢する

自分の好きなことを、二週間から十日の間、我慢するという方法は、その期間、習慣に慣れた自分の感情と向き合うことになります。それと同時に、特定の嗜好《しこう》を禁欲する期間を決めるのですから、時間を一日一日意識します。たとえば、コーヒーがお好きな方なら、コーヒーを二週間飲まずに暮らすのです。つらい日々が続きますが、その間に、あなたは非常に新鮮な体験をすることになるはずです。いつもコーヒーを何時に飲んでいたか、あるいはいつ、どんなときに飲みたくなるのか、意識するようになります。

あるパターンができあがり、それに慣れてしまっていると、脳への刺激はあまりありません。そこであえて生活習慣を変え、新しい経験をつくりだすと、眠っていた脳時計が刺激を受けたり、無関係だった脳番地がつながったりして、脳が活性化されます。

大人なら脳の習慣を変えるのに、二〜三カ月は、必要になります。まず、二週間やってみて、自分の変化を見つめながらさらに継続してみましょう。

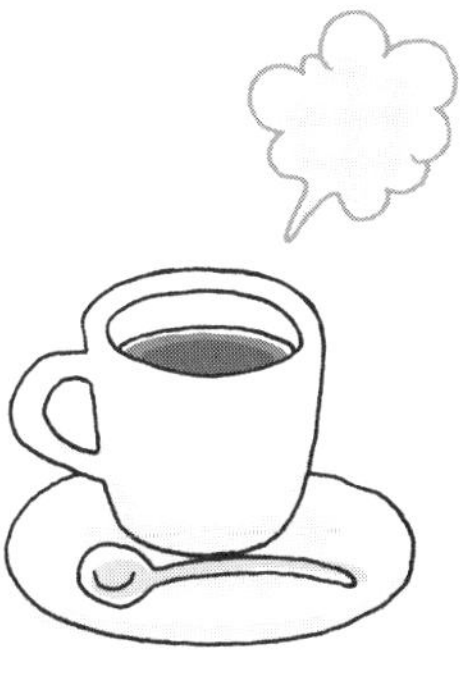

夢を実現する日を決める

何か、夢をもったら必ず、それが実現する日を決めることです。「夢」という言葉には実現不可能な印象がありますが、可能性が１％でもあるなら、その夢に挑戦すべきです。

団体競技の大会など、個人で設定することが難しい目標もありますが、一方で、自分で「夢を実現する日」を決められることも数多くあります。

たとえば、マラソン大会に出場して、10㎞を完走すると決めます。まだ１㎞も走ることができないのに、翌月のマラソンに出場しても達成することはできません。そこで、どれくらい先なら完走できるか考え、たとえば「一年後に夢をかなえる」と決めます。そうしたら、一年後に開催されるマラソン大会を調べます。一年を十二カ月に区切って、５㎞を完走する日、７㎞を完走する日と、練習をしながら段階的に決めていきます。

このように、あいまいにしておくのではなく、はっきりと夢に時間をあたえる作業は、脳の中の記憶力を強くするのです。

第9章

脳科学を使った日記で物忘れを予防する方法

『夢をかなえる脳番地日記』で時間力・記憶力をアップさせる

日記は、時間を意識するもっとも簡便で有効な方法の一つです。時間を気にする力だけでなく、記憶力もアップさせることができます。自分に合った方法を工夫して日記をつけることもできますが、脳科学的に効果のあるように日記をつける方法があります。

それが、筆者が開発した『夢をかなえる脳番地日記』です。これは、脳を日々、イキイキさせる工夫を凝らしています。『夢をかなえる脳番地日記』のキーワードは三つです。

①未来（今からもっと先を見ていきましょう）
②脳番地（脳の場所をいろいろ使いましょう）
③時間（予定を立てて実現する行動をしましょう）

日記を前に自問自答するだけでなく、自分の未来、将来に向かって、日々、自分の行動を自己確認できるように作成されています。

「今日やったことを明日にどうつなげようか?」
「もっと自分も相手も楽しくさせる方法があっただろうか?」
「気持ちの面で気後れしているところはないか?」

「自分のなかの声に聞いてみよう！」

「必ずうまくいく方法や、別の新しい方法や道が先にあるはずだ！」

このようなことを、日記を書く前に日記用の座右の銘《ざゆうめい》としてつくっておくと、効果がアップします。座右の銘を心にいつもとめておくことは、適切で効果的な言葉や発想をするために重要になってきます。脳番地日記に向かうのが楽しくなるように、自分で仕向けていくことがポイントです。

また、日記を書く極意は、「なるべく、無理強いをしないこと」です。無理をせず、書かない日はそのままにして、書きたい日が増えるように行動することです。何でも学び、おもしろがって行動すると、書きとめたい事項が生まれ、自然と日記を書くようになります。日記が習慣になるまでには、ある程度の日時をかけて、自分観察を毎日するクセをつけることです。

一八〇ページに、『夢をかなえる脳番地日記』の紙面サンプルを掲載していますので、参考にしてください。項目は、「今日の挑戦・今日の希望」「予定」「実際の行動」「今日の感謝」「今日の思いやり」「今日の起《き》・努《ど》・逢《あい》・楽《らく》」「今日の一行の学び」です。次ページから、各項目の詳細を紹介していきます。

「今日の挑戦」で新しいことに挑戦する

新しい挑戦や未知の体験をして、何かを感じ、考えることが、未熟な脳の神経細胞を目覚めさせ、脳を成長させていきます。

まずは、得意分野で楽しめることを見つけて長く続ける。そして少しずつ新しいことにも挑戦していく。そうした前向きなチャレンジ精神が、脳を育てる第一歩になります。

「今日の挑戦」の欄は、今日一日、何を実践したいかということで、行動に移したいことを念頭におけば、考えやすいと思います。日々の生活のなかで、未来につながること、自分の夢につながることを一つ選んで、「今日の挑戦」としてください。このような挑戦を試みながら、一つひとつできないことを克服していく地道な作業が、脳を強くします。やるべきことは、一つひとつ重要性やもつ意味が異なるはずです。

自分が行動したり、人と接したり、自分のあり方として、守りたいこと、身につけたいことを念頭におくとよいと思います。今日は会う人すべてに笑顔で挨拶《あいさつ》する、電話がかかってきたらしっかりした返事をする、夕食の献立に新しい一品をつくるなどです。もし「今日の挑戦」に思い当たることがなければ、「今日の希望」を書いてみてください。

「今日の希望」でプラス思考を養う

「今日の希望」を記入することで、プラス思考を養いましょう。言葉には、マイナスの言葉（悲観する言葉、過去をほじくり返す言葉、自分も相手も消極的にさせる言葉など）とプラスの言葉（前向きな言葉、積極的な言葉、自分も人も楽しくなる言葉など）があります。可能な限りマイナスの言葉は使わず、プラスの言葉で思考する訓練を始めるとよいでしょう。プラスの言葉は脳の働きを活発にし、マイナスな言葉は脳の働きを抑制します。

プラス思考を心がけるために必要なことは、少しだけ向こう見ずなところがあるとよいと思います。石橋を叩《たた》いても渡らなければ、なかなか新しい発見には出会えません。実行して得られた結果がよくても悪くても、後ろ向きには考えず、前を向き、プラスに見ることに一点の曇りもないことが大事です。さらには、「新しいチャレンジに対して失敗するかもしれないという恐怖感と正面で向き合うこと」ではないかと思います。それらを真剣に考えていれば、失敗したときもきっと乗り越えられるでしょう。それがプラス思考につながっていくのです。でも、大げさに考える必要はありません。たとえば、新しい服を一着探して買う、友だちを誘って出かける、編み物教室へ出かける、などと書きましょう。

「予定」は時間を未来から逆に立てる

歳《とし》をとると、物忘れをすることが増えてきます。これは、自分の脳にしまってある記憶を探しにいく脳番地をあまり使っていないからです。脳の活性化という観点からいえば、物忘れをすることをクヨクヨ悩むよりも、何か新しい計画を立てることに目を向けるほうが、有効です。

その計画を実行する日をワクワクしながら考えることは、脳へのよい刺激になります。

『夢をかなえる脳番地日記』は、目的を達成する日から時間を逆算して、今の行動を記録する方法です。単なるその日一日の記録ではありません。「明日、どう行動しようか」と考えて書くものです。いわば、未来へ向かう日記です。

翌日に挑戦してみたいと思う事柄を決め、それに費やす予定の時間も日記に書き込みます。たとえば、「昼食後に、久しぶりに○○の本を三十分読んでみよう」などです。

続いて翌日になったら、その予定がどこまで実現できたか、結果を書き入れます。予定していた昼の読書はできなかったものの、「外出の帰りの電車で、二十分の読書ができた」などです。

〝その日は何時に寝るか〟を決めることで、それ以前の予定も立てられます。

たとえば、

・二十三時に寝るためには、二十二時には家事を終わらせていなければならない
・二十二時に家事を終わらせるには、二十時には夕食を食べ終えていなければならない
・そうしたら、夕食の支度は十八時から開始する
・そのためには、お昼ごはんが終わったら献立を考え、十六時頃、食材の買い物に行く
・午前中に、そうじ・洗濯などを済ませておこう
・朝は六時に起きて、余裕をもって家族を送り出そう

などと、計画を立てることができます。

さらに遠い未来の予定を考える際には、自分がこうありたいというイメージを思い浮かべる必要があります。未来をイメージするには、広範囲な過去の記憶を頻繁に思い返すことが必要になります。

未来を考えることは、すなわち、記憶系脳番地の発達にも大きく影響するのです。同時に、海馬《かいば》がよく働くことにもなります。

「実際の行動」を評価する

『夢をかなえる脳番地日記』は、日々の価値を自分のなかでつくりだす方法です。そのために、「実際の行動」の欄は、「予定」の欄と比較しながら、書いていく必要があります。「実際の行動」と「予定」を見比べることで、自分がなした行動に対して、理解する力が養われます。すなわち、理解系脳番地力をアップさせることができます。

多くのことに興味をもち、それをなす行動力があっても、その行動に意義や価値を見出《みいだ》さなければ薄っぺらな経験になります。しかし、「そこに何か価値があるだろう」と思って、その価値が自分にとって何だったのかを知れば、そこに再び向かう興味が増します。

自分にひきつけて考えて「ああ、そうだったのか！」「こんな面白いことがある」など新しい合点が生まれることで、理解力が伸びていきます。

そこで、実際には、朝起きたときに「今日の予定」を書き、同時に「昨日の実際の行動」を書きます。日記は夜に書きたいという人は、夜に今日一日の実際の行動を書き、明日の予定も一緒に書きましょう。たとえば、

・朝は六時半に起きたので予定より三十分遅くなり、余裕がなくなり、慌てて家族を送り

だした（前日にテレビドラマを深夜まで見たためで、今日は寝不足になっている）。

・午前中にそうじ・洗濯は予定どおり、完了。

・買い物は十七時になり、一時間、予定から遅れてしまった（隣近所のお友だちが家に来て二時間も話し込んでしまったため）。

・夕食の支度は十八時から予定どおりできた（買い物は近くのスーパーで簡単に済ませた）。

・夕食は二十時から予定どおり、家事は二十一時半に完了。予定より三十分早く終わる。

・二十一時半から読書しながら音楽を聴いて、二十三時には予定どおり寝た。

このように、予定と実際の行動を比較しながら書くと、時間を意識するだけでなく自分がなぜその時間にその行動をしているか、理由がよくわかってきます。さらに、一日の行動をもう一度見直すことで、たとえば、隣近所のお友だちが家に来て二時間も話し込んでしまったことがとても楽しかったり、二十一時半から読書しながら音楽を聴いて自分のゆったりとした時間がもてたことに、いっそう充実感が増すことにも気がつきます。

また、一日の行動を細かな予定どおり進めることだけに気をとられず、何がいちばん一日で楽しかったのか、充実していたのかにも気を配り、総合的に判断してみることが書くときのコツです。

何もしない時間も大切にする

きまじめな人のほとんどは、実際に行動して、具体的に得ているものがある時間を「充実感のある時間帯」と考えます。

たとえば、そうじや洗濯などの家事をせずに横になったりテレビを見ていたりしたことを、充実した時間でないと思う傾向があります。

しかし、脳は四六時中、緊張感を保ちつづけていることはできません。緊張感をもっている時間が長くなると、その途中からストレスが出て、嫌気がさしてきます。そこで、家事をせずに横になったり、テレビを見たりする時間帯が必要になってきます。

この時間を安らぎの時間帯、気ままに過ごす時間帯と決めたらいいのです。あらかじめくつろぎ時間が自分に必要な有効な時間帯と考えれば、その時間帯は、後になって後悔には変わらないはずです。脳の同じ番地ばかりを酷使しないで、脳に余力をため、体を休めることも、充実した時間と考えましょう。そして、休めた脳と体を使うチャンスをうかがい、満を持して使ってはいかがでしょうか。体、心、脳を休めて充実させることも、有効な時間の使い方なのです。堂々と、くつろぎの時間として日記に書き込みましょう。

「今日の感謝」「今日の思いやり」を見つける

脳を育てるには、自分以外の外界から情報を受け取る必要がありますが、情報をうまく脳に取り入れられるかどうかは、脳の態度次第です。傲慢《ごうまん》な人にいくら忠告しても聞く耳をもたないのと同じように、脳にも態度があるのです。なかでも、日本人として最も重要な脳番地の働きが「感謝と思いやり」で、生まれてから死ぬまで最も長く活躍するのが感謝と思いやりの脳番地です。感謝と思いやりをもつことで理解系脳番地が強くなり、人との縁も変わっていきます。それは、感謝しようとすると目線が下がるからです。人に対する敬いの気持ちやありがとうという気持ちをもち、頭の中で何が何に対しての感謝なのか理解すると、「ありがとう」という言葉が出てきます。思いやりは行動によって示すことができるので、運動系脳番地を強くします。だからこそ、感謝と思いやりの態度を身につけるだけで、脳の成長力は飛躍的にアップするのです。

自身の感謝の心と思いやりが伸びれば、おのずと成長の証となります。ぜひ、それを『夢をかなえる脳番地日記』で自己確認してください。繰り返し、長く日記をつけることで見えてくる自分があります。

一日の「起・努・逢・楽」をまとめてみる

本来の感情の動きを表す「喜怒哀楽」と違い、『夢をかなえる脳番地日記』の〝起・努・逢・楽〟では、自分の感情の変化だけでなく、自分と自分の周りに起こっていることに注意を払います。

「起」は起こったこと、「努」は努力したこと、「逢」は出会えたこと、「楽」は楽しんだことです。各項目、たくさん書くほうがよいのですが、どれか一つでも見つけて、メモしてみましょう。

散歩や散策など、自分自身がやってみたいと思う行動を行なっている人は、健康的な睡眠・覚醒《かくせい》パターンの安定が得られやすいことがわかっています。自分が過ごした一日一日に気を配ることでも、生活のよいリズムがとれます。

とてもつらい、書きづらい経験も、書いたほうがよいでしょう。

わたしなら、つらいときほどよく書きます。書いた内容は問題ではなく、つらかった日から時が過ぎ、「変なことを書いている」と思えるようになることに意味があるのです。つらいことが形を変えたことになります。

「つらい感情」が手の運動系脳番地を使って文字として形となり、視覚系脳番地を刺激することに置き換わったわけです。感情系が運動系のおかげで、視覚系に変換されたことで、形のないつらい感情が、過去の出来事として目に見える形となり、時とともに新たな見方が加わり、出来事の意義や価値も変わっていきます。

つらいなかにも救われた、ということを無理に探すこともあってよいと思いますが、無理をする必要はありません。つらいものはつらいはずです。書くことによって、つらさが文字として文章になることで、余計な思考のために脳内をぐるぐると堂堂巡りしなくても済みます。つらいことは、脳番地日記を一日一日書いて積み重ねることで、つらい経験の上に、未来が伸びていきます。

自分の日記ですから、継続できるように、〝起・努・逢・楽〟の四つの観点からみて書きやすいことから書いたらよいと思います。一つ書けばもう一つ……と思って、筆が走ることもあります。

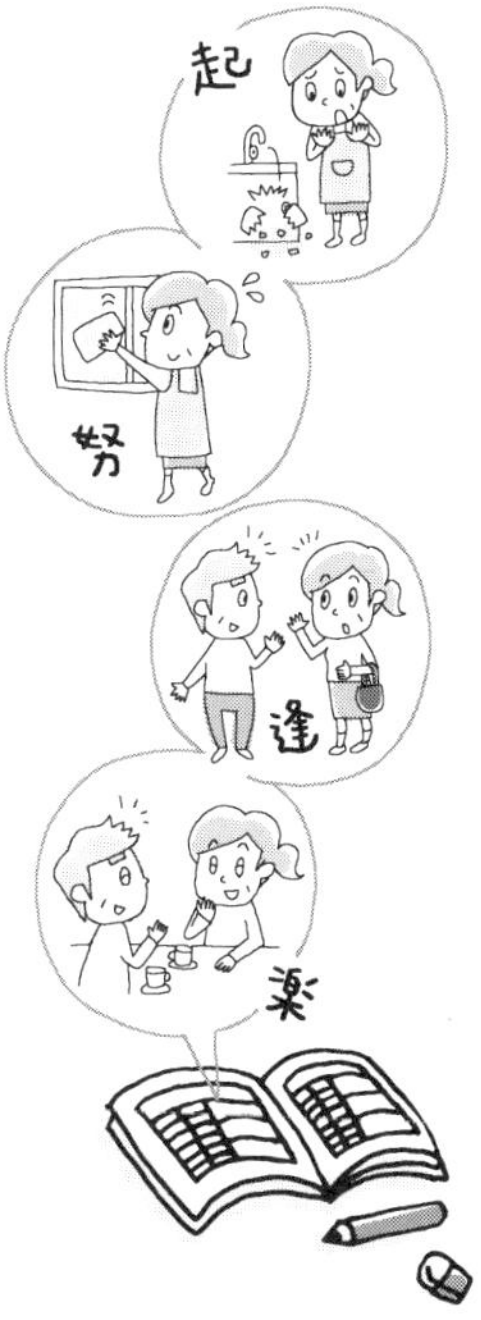

「今日の一行の学び」をする

学ぶことは、脳の一部に「ぶどうの房」のようなものをつくっていく作業なのではないかと想像しています。このぶどうの房には、ぶどうが一粒だけついている場合もあれば、十粒、二十粒の場合もあります。一日一つ学べば、一つか二つ、記憶の粒が増えていくのだと思います。そのために、「今日の一行の学び」を書いて積み重ねることで、記憶の房を、より大きくしていきましょう。

自分の学びのために、時間を気にかける習慣がないときはどうすればよいのか、人によっていろいろな方法があると思いますが、わたしが実行していることを紹介しましょう。

たとえば、日記に日付と時刻（何時何分か）を書きます。必ずしも時刻がはっきりしていない場合もありますので、時刻がわかる人は「今日の一行の学び」に時刻を入れましょう。そして、一日何があったかな、とテレビや新聞のニュースを見ます。その次に、自分にとってのニュースは何だろうと考えます。さらに、そのなかでも、イチ押しニュースは何なのかな、と考えて、日記の欄外、あるいはノートや手帳に書きます。

書くことが何も思いつかないときには、「今日は書くことが思いつかない」と書きます。それで終わらせず、その文章を読みながら「どうして書くことが思いつかないのか?」と考えはじめます。そう考えると、その日にあったことを振り返ります。

このように、わかることから発展させて、知りたいと思うことと深くつなげていくことが、理解力を増すことになります。理解を深めるとは、その対象と縁を深めることにほかなりません。一つでもわかる内容に結び付けて考えます。

さらに一歩進んで、その日に学んだことを一行で、脳番地日記の欄に書きます。人から学んだことでもよいのです。わたしは、「ひとりの出会いから一つ学ぶ」という心がけをしています。それによって、いつ誰《だれ》と出会って何を学んだかを確認することができます。学んだ時刻がはっきりしていれば、その時刻も記入しておきましょう。

自分で体験したことから学んでみましょう。一日中、風邪《かぜ》で寝込んだとしても、その感想があると思います。その自分の感想も学びです。「寝すぎて腰が痛い」とか「咳《せき》がつらかった」など、これもあなたの体が学んだ結果の一行になります。

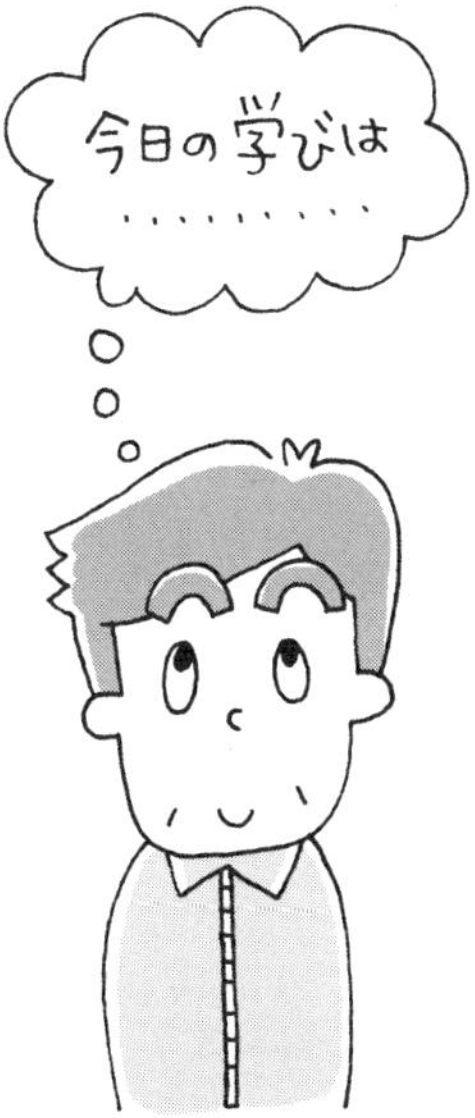

明日につなげて、未来を創造しよう!

認知症になると介護が必要になります。もし、認知症にならなくても九十歳になれば、一人で自立した暮らしを営むこともままならなくなります。お茶を飲むために沸かしたヤカンの火を消し忘れることも不思議でなくなります。このように、今さっきしたことをすぐに忘れてしまうことが大問題です。会話でも同じようなことが起こり、「そんなこと、わたしは言ってない」と言いながら、また同じことを言いはじめます。

要するに、今日が明日の未来につながらない病気が、認知症なのです。今日が明日の未来につながらないことで起こる障害は、夢をかなえられないことです。今日の経験を明日に、明日の経験を明後日につなげることで、一歩一歩夢の実現へ近づいていきます。しかし、認知症では、一日一日のつながりが乏しくなります。わたしたちは、ちょっとした物忘れがあると認知症への恐怖におののきます。しかし、大事なことは、過去の記憶を忘れることではなく、今からを未来につなげられないために新しい記憶をつくる作業が減ってくることのほうが問題なのです。記憶力には、過去を思い出す記憶力と未来をつくる記憶力の二種類があります。認知症の予防に大事なことは、前者よりむしろ後者の未来を創造していく記憶力です。

『夢をかなえる脳番地日記』は、「今日を明日につなげる力」「未来を創造していく力」を養います。

未来を創造しようとすれば、結局、過去の記憶が必要になり、過去を思い出す記憶力と未来をつくる記憶力の二種類の記憶力を強くすることができます。一日一日の自分の言動を確認するだけでなく、何をなして、何を学んだかを書きとめることで、日々、未来を創造している自分をもっと深く知ることができます。今日の楽しみを明日の楽しみにつなげられるように、日記を書いてみましょう。

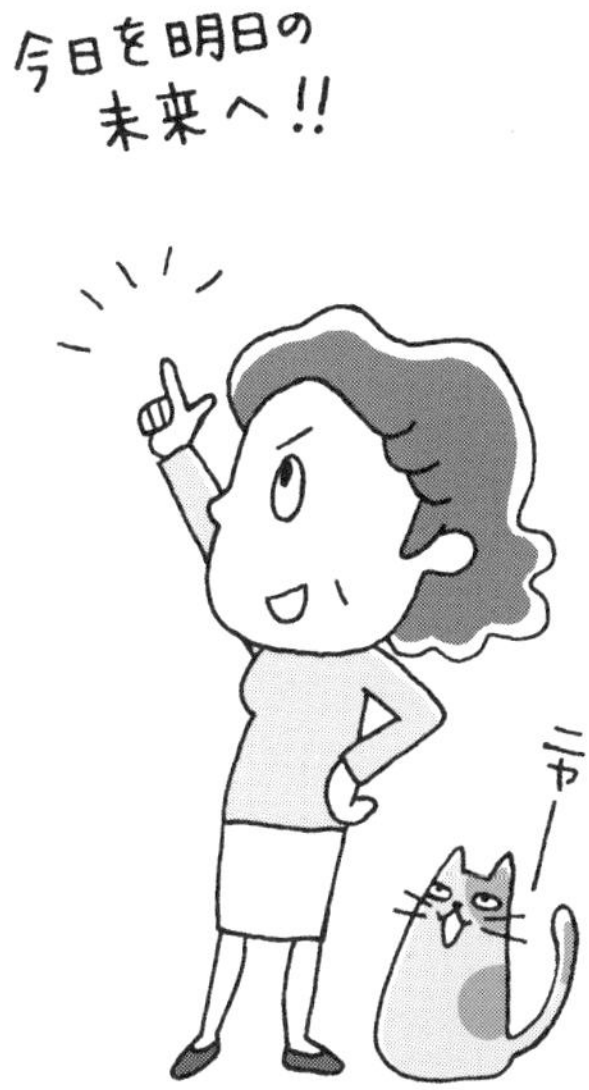

●夢をかなえる脳番地日記●

日記サンプル

年　　月　　日　　曜日

今日の挑戦・今日の希望

	予定	実際の行動
24:00		
23:00		
22:00		
21:00		
20:00		
19:00		
18:00		
17:00		
16:00		
15:00		
14:00		
13:00		
12:00		
11:00		
10:00		
9:00		
8:00		
7:00		
6:00		

今日の感謝

今日の思いやり

メモ（今日の起、努、逢、楽）

今日の一行の学び

※日記を朝に書く場合、□を当日の朝に記入し、■を翌日の朝に記入します。
日記を夜に書く場合、□を前日の夜に記入し、■を当日の夜に記入します。

おわりに

いくつになっても「夢をかなえる挑戦」をする

わたしは、子どもの頃から肉体を鍛えることに、たいへん興味をもっていました。家族を喜ばせようと、小学校の頃から五年計画を立てて、特別な指導者につかず、独自にトレーニングを積んで自分の肉体を改造し、県の陸上大会で優勝するまでになりました。トレーニングは深夜にまで及び、部屋の畳が抜け落ちるほど打ち込みましたが、ある段階からどうしても先に進むことができませんでした。ところが不思議なことに、頭の中でその先をイメージして挑戦すると、体がそのイメージどおりに動かせるようになるという体験をしました。

「あっ、これは脳だ！」

わたしは直感的にそう思いました。そのときから、脳への探究心が夢となって膨《ふく》らんでいきました。

中学三年、十四歳の夏でした。脳のことをもっと知るなら大学の医学部だと考え、猛勉強の末、合格を果たしました。ところが期待に反して、大学の授業は脳を構成する器官や脳の病気の説明に六年間終始して、わたしが学びたいと考えていた、脳との向き合い方や、どうすれば頭を思いどおりによくできるのか、といった疑問に答える授業は全くありませんでした。

しかしその後、小児科医になり、ＭＲＩを使って患者さんの病気治療だけでなく、人生に役立つ脳の活用方法を模索していくうちに、健康な人の脳の成長の法則にたどり着きました。さらに、米国の脳科学の最先端研究機関で六年間、仕事をしました。なかなか納得のいく脳の正体を得られずにいましたが、実際に撮ったＭＲＩ脳画像を並べて、成人になると脳は決まってしまうというそれまでの定説に反して、脳はいくつになっても変わりつづけていることがわかりました。

わたしは、多くの脳を見てきましたが、望みのない脳、改善しない脳、成長しない脳などは一つもありませんでした。交通事故や病気で傷ついた脳でも、そこから成長します。生きている限りすべての人の脳は成長することができます。一部の脳番地が損傷することはあります。しかし、それ以外は、みな健康な脳番地で、成長することを待っています。ＭＲＩ脳画像で実際の脳を鑑定すれば、イキイキと伸びる脳番地がどこにあるのかわかります。

脳と向き合って三十五年以上たちましたが、夢をかなえる挑戦はまだまだ続きます。本書では、これまで得られた研究成果や認知症の知見を、わかりやすく紹介いたしました。

最後になりましたが、アルツハイマー病患者における記憶障害の研究指導をいただいた認知症治療の世界的権威、メイヨークリニックのノップマン教授と、編集の労をとってくださったＰＨＰ研究所の宇佐美あけみ氏に、この場を借りて厚く感謝申し上げます。

二〇一二年二月

加藤俊徳

著者紹介

加藤俊徳（かとう・としのり）

1961年生まれ。小児科専門医・医学博士。株式会社「脳の学校」代表。1991年、脳機能NIRS法の発見。臨床医療の経験を生かし、米国ミネソタ大学、慶應義塾大学、東京大学等で脳研究に従事。独自のMRI脳画像鑑定技術を生み出し、胎児から高齢者まで1万人以上の脳を分析。子供や大人の発達障害の原因となる海馬回旋遅滞症の発見など、業績・論文多数。

主な著書に『脳は自分で育てられる』（光文社）『脳の強化書』（あさ出版）『MRI分析でわかった東大脳になる勉強習慣』（PHP研究所）『100歳まで成長する脳の鍛え方』（主婦の友社）などがある。

脳の学校　http://www.nonogakko.com

[いくつになっても脳は伸びる!]
「認知症」は“脳”を鍛えてくいとめる!
～認知症の予兆を遠ざけるために今からできる簡単習慣～

2012年5月21日　第1版第1刷発行
2013年5月2日　第1版第3刷発行

著　者　加藤俊徳
発行者　安藤　卓
発行所　株式会社PHP研究所
京都本部
〒601-8411 京都市南区西九条北ノ内町11
内容のお問い合わせは〈教育出版部〉TEL 075-681-8732
購入のお問い合わせは〈普及グループ〉TEL 075-681-8818
印刷所　図書印刷株式会社

ISBN978-4-569-79727-4